腹腔镜直肠癌手术
原理与实践

主　审　张忠涛

编　著　胡祥

编写秘书　张驰

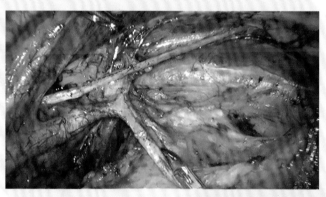

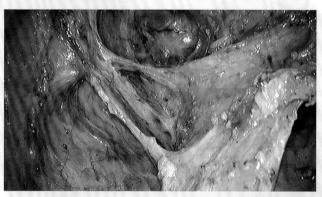

人民卫生出版社
·北京·

图书在版编目（CIP）数据

腹腔镜直肠癌手术原理与实践 / 胡祥编著 . —北京：
人民卫生出版社，2023.6
ISBN 978-7-117-34828-7

Ⅰ. ①腹… Ⅱ. ①胡… Ⅲ. ①腹腔镜检–应用–直肠
癌–外科手术 Ⅳ. ①R735.305

中国国家版本馆 CIP 数据核字（2023）第 093956 号

人卫智网	www.ipmph.com	医学教育、学术、考试、健康，购书智慧智能综合服务平台
人卫官网	www.pmph.com	人卫官方资讯发布平台

腹腔镜直肠癌手术原理与实践
Fuqiangjing Zhichang'ai Shoushu Yuanli yu Shijian

编　　著：胡　祥
出版发行：人民卫生出版社（中继线 010-59780011）
地　　址：北京市朝阳区潘家园南里 19 号
邮　　编：100021
E - mail：pmph @ pmph.com
购书热线：010-59787592　010-59787584　010-65264830
印　　刷：北京华联印刷有限公司
经　　销：新华书店
开　　本：889×1194　1/16　印张：11
字　　数：333 千字
版　　次：2023 年 6 月第 1 版
印　　次：2023 年 6 月第 1 次印刷
标准书号：ISBN 978-7-117-34828-7
定　　价：188.00 元

打击盗版举报电话：010-59787491　E-mail：WQ @ pmph.com
质量问题联系电话：010-59787234　E-mail：zhiliang @ pmph.com
数字融合服务电话：4001118166　　E-mail：zengzhi @ pmph.com

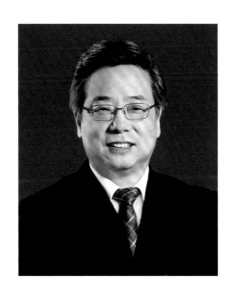

　　胡祥,教授,主任医师,硕士、博士研究生导师,大连医科大学消化道肿瘤研究所所长,大连医科大学附属第一医院外科教研室主任、普外一科主任、胃肠外科主任。1982年毕业于中国医科大学,1987年于日本大阪医科大学担任访问学者,1995年获得日本大阪医科大学医学博士学位,师从国际著名外科学家冈岛邦雄教授。1998年任大连医科大学外科学教授。享受国务院政府特殊津贴。

　　学术兼职:中国医师协会外科医师分会委员,中国研究型医院学会肿瘤学专业委员会副主任委员,中国抗癌协会胃癌专业委员会常务委员,中华医学会外科学分会实验外科学组委员,中国医师协会外科医师分会微创外科医师委员会常务委员,中国医师协会结直肠肿瘤专业委员会常务委员,中国医师协会外科医师分会上消化道外科医师委员会委员,中国研究型医院学会机器人与腹腔镜外科专业委员会常务委员,中国医疗保健国际交流促进会结直肠癌肝转移分会委员,中国医学装备协会外科医学装备分会委员,中国国家自然基金评审委员会委员,国家科学技术奖励评审委员会委员,国际外科学会会员,国际胃癌学会会员;《中华外科杂志》《中华普通外科杂志》《中华实验外科杂志》《中华胃肠外科杂志》《中华普外科手术学杂志》《中华消化外科杂志》《中国实用外科杂志》《外科理论与实践》编委。

　　学术成果:主要研究方向包括胃癌、直肠癌的组织发生学,淋巴结、腹膜转移的基础研究和临床研究,消化道肿瘤的外科治疗以及外科手术侵袭等方面。曾先后承担国家自然科学基金和辽宁省科学技术委员会、教育委员会课题20余项,以第一完成人获辽宁省科技进步奖一等奖1项和辽宁省政府科技进步奖三等奖3项。参与多部学术著作的撰写,在各级期刊发表学术论文200余篇。作为主编、副主编及编者出版的书刊如下:主编《实用外科手术学》,副主编《实用老年外科学》,参编《普通外科学》(第2版)、《胃癌》、《胃癌外科学》、《肛肠外科手术学》、《外科学原理与实践》、《实用普通外科学》。

序

　　受到胡祥教授邀约，为他的新作《腹腔镜直肠癌手术原理与实践》作序，我深感荣幸亦深感惴惴不安。胡祥教授风度翩翩、气度儒雅，治学严谨、学识渊博，内外兼修、文武兼备。我有幸与胡教授相识多年，他于我是同行亦是挚友更为良师，无论同行论道还是闲暇小聚，我们以气相通、以声相结。读此书稿，感触颇多，腹腔镜结直肠外科治疗引入我国已近 30 年，这也是胡祥教授成为我国胃肠外科领域传奇人物的 30 年。他师从于日本外科泰斗大阪医科大学的冈岛邦雄教授，长期致力于胃肠道肿瘤的规范化诊断与治疗，形成了严谨执着的学术风范，练就了极致精湛的手术技艺，近年来他在直肠癌微创外科领域倾注了很大心血。他为将所学所思所悟所得普及更多同道，惠及更多病患，才有了这本匠心之作。

　　这本书不仅介绍了腹腔镜直肠癌手术的技术和技巧，还用充分的篇幅介绍了直肠癌手术的历史和术式的演变。这是因为腹腔镜技术以临床解剖和开腹手术的基本技术和各类术式为基础，不谈这些源头知识，而单纯讨论腹腔镜技术是不科学的。本书内容、照片和手术视频等素材都是胡祥教授在数十年的手术实践中积累的第一手资料，文字翔实，图片、视频清晰。在内容的组织上，本书不单纯介绍技术，还注重将直肠癌治疗理论和实践操作相结合，讨论临床实践时不脱离循证医学基础，明确强调了肿瘤治疗的基本原则和理念，不"唯微创论"，坚持在保障肿瘤治疗质量的基础上开拓微创技术。另外，本书紧紧抓住了时代发展的大方向，展现了一幅三十年来腹腔镜技术不断发展的壮阔画卷。本书从腹腔镜手术的特点和优势出发，充分运用高清、直观、放大的术中操作照片和术中实景解剖图片，大大增加了本书的阅读感受和效果。同时本书涉及了很多直肠癌微创治疗的热点和难点，如近年来如火如荼开展的经肛门全直肠系膜切除术，困扰结直肠外科医师多年的尿道损伤问题和神经功能保护问题等。

　　总之，这本书匠心独具，将科学性和可读性、理论和技术、临床实践和循证医学、时代特点和历史传承完美结合，是胃肠外科医师不可多得的实用"工具书"。我也期待胡祥教授能够再出新作，为我国结直肠外科治疗水平的提高作出新的贡献。

2022 年 8 月　于北京

　　回眸百年直肠外科手术史，直肠肛门的根治性全部切除与保存自然肛门功能，在对立统一的博弈中不断推动着技术革新。得益于循证医学的不断发展，微创技术正在替代经典损毁性手术。

　　笔者自20世纪80年代于大连医学院附属医院工作，领略了40年间癌症治疗的演变带来的巨大医学进步和患者受益。其间，曾在日本大阪医科大学冈岛邦雄教授麾下读书，先生的风范，严谨、科学、执着的精神，精湛的手术技艺等令人刻骨铭心，也深深地影响着笔者数十年的医疗、教学和科研实践。微创技术开启了新的历史篇章，但尊重患者生命权和尊严，为治病救人而精进手术技艺仍是外科不变的为医之道。

　　外科是以手术为主体的医学职业，需要特殊的职业精神、素质和训练。只有不懈努力、积累沉淀，医师方能做出标准手术，完成治疗目标。数百年来外科医师创建了临床解剖和开腹手术基本技术和各类术式，这些是外科手术的技术源头。缺乏源头训练和熏陶，单纯在腔镜手术下长大的医师无疑将面临巨大挑战。本书花了许多笔墨介绍直肠癌手术的历史和术式的演变经纬，带领读者开阔视野，探索手术艺术之旅，也着重介绍了全新的当代技术和循证医学研究成果。坚持传统的、千锤百炼得出的正确技术理念，并将其赋予时代特色，开拓未来是当代人义不容辞的责任。

　　1991年，世界上第一例腹腔镜结直肠癌手术问世，在那之后内镜、器械、设备迅猛发展，一跃成为直肠手术的主流方式。腔镜手术与开腹手术在技术上具有同源性，但腔镜技术别具匠心。因此，本书在设计内容条目时，没有按照以往的手术专著撰写纲要，而是更侧重腔镜的特点进行设计。本书精选了作者在手术实践中积累的高清、直视、局部放大的术中照片和腔镜手术视频截图，以展现腔镜下手术的实际解剖结构和手术技术。对于特殊的腔镜手术技术如经肛门全直肠系膜切除术（transanal total mesorectal excision, taTME），从肛门方向，down to up逆向思维操作，避免神经和尿道损伤等技术难点，本书力求以精美的图片提供腔镜解剖、手术界标、手术技术和规避术中风险的直观且准确的信息。作者认为手术应是精美的艺术，秉持救死扶伤的宗旨，追求极致、富有匠心的手术应是外科医师的追求目标。

　　随着时代变迁，直肠癌成为了直肠外科的治疗重点，本书撰写时有意侧重癌症治疗理论与实践的有机结合，强调基于循证医学证据的临床实践，坚守肿瘤手术的基本原则和思想理念。本书使用标准医学术语，行文简明扼要，有助于读者理解掌握，提升技术可操作性和复制性。作者数十年开腹手术和腹腔镜手术的实践经验为撰写本书打下了基础，增添了信心，若这部作品能为教育事业添一块砖、加一片瓦，作者将会倍感欣慰。

胡祥

2022年3月23日

目 录

第一章　概述 ……………………………………………………………………………………1

　第一节　直肠癌手术治疗的历史演变 ………………………………………………………1

　　一、直肠癌手术的起点——经会阴入路直肠切除 ………………………………………1

　　二、肿瘤学的考量——经腹会阴直肠切除术 ……………………………………………2

　　三、追求保留自然肛门的手术 ……………………………………………………………3

　　四、骨盆内脏的联合切除 …………………………………………………………………5

　　五、淋巴路研究与淋巴结清扫 ……………………………………………………………5

　　六、全直肠系膜切除及其肿瘤学意义 ……………………………………………………7

　　七、微创手术的新时代 ……………………………………………………………………7

　　八、直肠癌分期评价系统 …………………………………………………………………8

　　九、日本大肠癌"处理规约"和"治疗指南"的沿革 …………………………………10

　第二节　临床分期和治疗方针 ……………………………………………………………11

　　一、TNM 分期 ……………………………………………………………………………11

　　二、临床分期与治疗方针 …………………………………………………………………13

第二章　直肠解剖和磁共振成像 …………………………………………………………15

　第一节　直肠肛管的基本构造 ……………………………………………………………15

　　一、直肠肛管的划分 ………………………………………………………………………15

　　二、肛管的基本构造 ………………………………………………………………………15

　第二节　直肠血管的分布 …………………………………………………………………17

　　一、肠系膜下动脉及分支 …………………………………………………………………17

　　二、直肠中动脉解剖 ………………………………………………………………………18

　第三节　直肠淋巴系统 ……………………………………………………………………19

　　一、直肠壁内淋巴系统 ……………………………………………………………………19

　　二、直肠壁外淋巴系统 ……………………………………………………………………20

　　三、腹主动脉周围淋巴结 …………………………………………………………………20

　　四、直肠淋巴结 ……………………………………………………………………………21

　　五、侧方淋巴结 ……………………………………………………………………………22

第四节　筋膜系统解剖 ··· 23
　　一、直肠周围间隙与骨盆内筋膜 ·· 23
　　二、盆底结构及直肠肛门周围间隙 ·· 29
第五节　自主神经解剖 ··· 30
　　一、腰内脏神经 ··· 30
　　二、上腹下丛 ··· 31
　　三、下腹下丛 ··· 31
　　四、直肠肛管神经 ·· 35
第六节　乙状结肠解剖 ··· 36
　　一、乙状结肠的解剖形态特征 ··· 36
　　二、脉管系统的特征 ·· 36
第七节　直肠解剖的 MRI ··· 38
　　一、直肠基本结构 ·· 38
　　二、肛管基本结构 ·· 39
　　三、侧方区域结构的 MRI ·· 42
　　四、肿瘤直肠壁浸润的 MRI ·· 43
　　五、淋巴结转移的 MRI ·· 46

第三章　直肠癌手术类型 ·· 48
第一节　概况 ·· 48
第二节　直肠手术的分类 ··· 48
　　一、按自然肛门处置分类 ·· 48
　　二、按手术入路分类 ·· 48
　　三、按淋巴结清扫度分类 ·· 49
　　四、按是否联合脏器切除分类 ··· 49
　　五、按是否保留自主神经分类 ··· 49
　　六、按重建方式分类 ·· 49
　　七、按直肠系膜切除范围分类 ··· 49
　　八、微创手术分类 ·· 50
第三节　手术的基本原则及术式选择 ··· 50
　　一、基本原则 ··· 50
　　二、下段直肠癌术式选择 ·· 51
第四节　手术基准和评价 ··· 51
　　一、淋巴结清扫度及评价 ·· 51
　　二、肠管切除范围 ·· 52
　　三、系膜切除范围 ·· 52
　　四、自主神经处理原则 ·· 52
　　五、手术质量病理学判定标准 ··· 52
第五节　腹腔镜手术与循证医学证据 ··· 53

第四章　围手术期管理 ……………………………………………………………………… 55

第一节　术前、术中管理 …………………………………………………………………… 55
一、术前评估和管理 ………………………………………………………………………… 55
二、术中偶发症 ……………………………………………………………………………… 56

第二节　术后管理 …………………………………………………………………………… 57
一、术后管理要点 …………………………………………………………………………… 57
二、常见术后并发症 ………………………………………………………………………… 58
三、肛门功能评价 …………………………………………………………………………… 61
四、排尿功能障碍和性功能障碍 …………………………………………………………… 62
五、人工肛门并发症及管理 ………………………………………………………………… 63

第五章　腹腔镜肿瘤特有系膜切除术 …………………………………………………… 66
一、概况 ……………………………………………………………………………………… 66
二、手术适应证及禁忌证 …………………………………………………………………… 68
三、术前评估与准备 ………………………………………………………………………… 68
四、手术步骤 ………………………………………………………………………………… 69
五、关键技术解析及处理技巧 ……………………………………………………………… 80
六、术后管理与并发症防治 ………………………………………………………………… 81

第六章　腹腔镜内括约肌切除术 ………………………………………………………… 83
一、概况 ……………………………………………………………………………………… 83
二、手术适应证及禁忌证 …………………………………………………………………… 84
三、术前评估与准备 ………………………………………………………………………… 84
四、手术步骤 ………………………………………………………………………………… 85
五、关键技术解析及处理技巧 ……………………………………………………………… 101
六、术后管理与并发症防治 ………………………………………………………………… 102

第七章　经肛门全直肠系膜切除术 ……………………………………………………… 105
一、概况 ……………………………………………………………………………………… 105
二、手术适应证及禁忌证 …………………………………………………………………… 106
三、术前评估与准备 ………………………………………………………………………… 106
四、手术步骤 ………………………………………………………………………………… 108
五、关键技术解析及处理技巧 ……………………………………………………………… 121
六、术后管理与并发症防治 ………………………………………………………………… 123

第八章　腹腔镜侧方淋巴结清扫术 ……………………………………………………… 126
一、概况 ……………………………………………………………………………………… 126
二、手术适应证及禁忌证 …………………………………………………………………… 129

三、术前评估与准备 ·· 129
四、手术步骤 ·· 130
五、关键技术解析及处理技巧 ··· 136
六、术后并发症及防治 ·· 137

第九章　腹腔镜经会阴腹腔直肠切除术 ·································· 140

一、概况 ·· 140
二、手术适应证及禁忌证 ··· 141
三、术前评估与准备 ·· 142
四、手术步骤 ·· 143
五、关键技术解析及处理技巧 ··· 157
六、术后管理与并发症防治 ··· 158

缩略语 ·· 161

资源 1　肿瘤特有系膜切除术（TSME） ·· 79

资源 2　腹腔镜内括约肌直肠切除术（ISR） ··· 99

资源 3　经肛门直肠系膜全切除术（taTME） ·· 118

资源 4　腹腔镜侧方淋巴结清扫术 ··· 136

资源 5　经会阴腹腔直肠切除术（腹腔镜 TpTME） ································· 153

资源 6　经会阴腹腔直肠切除术（折刀位直视下 TpTME） ····················· 157

扫二维码观看网络增值服务：

1. 首次观看需要激活，方法如下：①刮开带有涂层的二维码，用手机微信"扫一扫"，按界面提示输入手机号及验证码登录，或点击"微信用户一键登录"；②登录后点击"立即领取"，再点击"查看"即可观看网络增值服务。

2. 激活后再次观看的方法有两种：①手机微信扫描书中任一二维码；②关注"人卫助手"微信公众号，选择"知识服务"，进入"我的图书"，即可查看已激活的网络增值服务。

第一章

概　述

第一节　直肠癌手术治疗的历史演变

18 世纪以来,解剖学的进步带动了外科手术的发展,外科手术已成为直肠癌最有效的治疗手段。直肠癌手术治疗最初着眼于手术切除率和根治程度,随着外科学体系的建立,麻醉、抗感染、解剖和生理学的发展,以及围手术期管理的成熟,单纯切除病灶已向尽可能保存自然肛门、良好性功能和排尿功能的手术模式转变。直肠癌手术在根治病灶与保留生理功能的博弈中不断演进。

一、直肠癌手术的起点——经会阴入路直肠切除

直肠疾病的手术治疗能够追溯到公元 7 世纪(625—690 年),希腊外科医师 Paulus Aegineta 的著作中记载,直肠肛门疾病如先天性肛门闭锁症、痔核等可经会阴进行手术。16 世纪的人体解剖学,尤其直肠肛门部解剖学的发展,为经肛门局部切除和会阴部手术技术的进步奠定了基础。直肠癌的手术治疗最初见诸报端是 1739 年 Faget JL 实施了经会阴入路的下段直肠癌切除。1826 年法国外科医师 Jacques Lisfranc 在腰椎麻醉下由会阴入路,在腹膜外进行了经会阴入路的直肠肛门切除手术,手术将直肠、肛门以及会阴部整体切除,结肠造瘘,造瘘口置于会阴部,排便呈不可控状态。

1875 年,Vernenil 和 Kocher 采用了切除尾骨、经骶尾入路的直肠切除术,Cripps 在 1876 年首次报告了经括约肌入路的局部切除手术。在当时,直肠癌术后局部复发率很高,所以能否根治是人们最为关注的问题,医师大多选择尽可能将淋巴结清扫和会阴部大范围切除。1876 年,Kocher 报道了后方入路(posterior approach)的手术方式,即由肛门到尾骨斜行切开,同时切除尾骨和部分骶骨,打开腹膜,切除直肠和肛管。这种手术方式的切除范围更大,直肠切除的位置更高,结肠造瘘口仍置于会阴部。1885 年,Kraske 对 Kocher 手术进行改良,在 Kocher 手术的后方入路基础上,沿尾骨切开皮肤,经骶骨左侧切开,同时切除尾骨和部分骶骨,这样可以做到高位直肠切除和更广范围的淋巴结清扫,进行根治程度更高的直肠癌手术。Kraske 的经骶尾骨术式,其 5 年生存率可达 25%。该术式将近端肠管放置在会阴部创口,形成自然瘘管,即会阴部人工肛门。但有可能造成会阴部感染,导致败血症,死亡率极高。

位于消化道末端的直肠癌,往往出现症状早,易于诊断。这个时期的手术主要采用经会阴或骶尾骨入路,手术在腹腔之外,不涉及结肠。将直肠癌部位完整切除后,肛门成形造设在会阴部。此法为当时欧洲的主要手术方式。

1907 年 St. Mark's 医院的 Lockhart-Mummery 对上述手术方式进行了改革,为解决会阴部感染易致患者死亡的问题,手术方式采取小切口开腹,探查肿瘤状况,结肠在左下腹双腔造瘘,两周后进行二期手术,由会阴部入路,从会阴侧切开腹膜,切除高位的直肠和乙状结肠及病灶,将乙状结肠的断端关闭置于腹腔

内。该术式 200 例手术的死亡率为 8.5%,而同期的 Gabriel 直肠手术资料显示,手术死亡率为 11.6%,可见 Lockhart 的术式极大降低了患者的会阴部死亡率,随后在英、美等国家得到了广泛应用。

二、肿瘤学的考量——经腹会阴直肠切除术

经腹会阴直肠切除术始于 19 世纪后半期。1884 年,Czerny 最先应用腹式与会阴式并用的手术方式治疗直肠癌。其后,Maunsell、Chaput、Chaliot、Gaudier 和 Gant 等曾先后做过同样的手术治疗直肠癌,但都未将直肠癌沿淋巴途径向上方转移的问题作为考量。

1895 年,Gaudier 主张采用腹会阴联合切除直肠的手术方式治疗直肠癌,并将转移淋巴结清除作为直肠癌手术的组成部分。同年 Quenu 实施了经腹会阴直肠切除术。1903 年 Quenu 和 Hartmann 提出有必要在经腹会阴直肠切除术中彻底清除癌细胞浸润的淋巴结。1904 年 Mayo CH 指出对于上段直肠癌,经尾骨切除的方式具有局限性,提倡行经腹会阴直肠切除术。1906 年日本京都大学鸟泻隆三在第七届日本外科学会发表了开腹与经会阴和骶尾骨入路相结合的切除直肠术式。手术方法和两年后 Miles 在英国发表的术式相同。该手术方式能够在切除组织前探查腹腔,避免无效切除,其优势在于同时进行淋巴结清扫,控制手术出血,避开会阴创面术野污染等。但鸟泻隆三与 Miles 的区别在于,其未将直肠癌经淋巴途径向上方转移的问题纳入手术考量。

在直肠癌外科治疗中具有里程碑贡献的是 William Earnest Miles,他不仅在直肠癌的外科治疗方面成就斐然,在直肠解剖、痔疮和瘘的治疗等方面也颇有建树。经腹会阴直肠切除术(又名 Miles 手术)的论文是 William Earnest Miles 在 39 岁时的著作。1900 年,Miles 报告了一组直肠癌手术的病例资料,该手术扩大了会阴部切口以切除高位直肠癌,由肛门侧切开腹膜,切除腹腔内直肠和尾骨 4~5 节,并清扫淋巴结。病例共 57 例,术后复发 54 例,复发部位为腹腔和腹主动脉分叉等部位的淋巴结。临床病理学解析得出 95% 的患者在经会阴入路直肠癌切除后复发。1908 年 Miles 基于剖检研究,明确直肠癌是经淋巴向下方、侧方及上方转移,尤其指出了直肠癌向上方淋巴结转移的问题。Miles 还在经腹会阴直肠切除术(abdominoperineal resection,APR)中导入淋巴结清扫的理念,由腹腔和会阴部两个方向,将区域淋巴结和病灶整块切除,以避免肿瘤通过淋巴管扩散,控制肿瘤复发。Miles 手术与当今 APR 手术的区别在于,其肠系膜下动脉在第 1 分支末梢离断,且仅清扫结肠旁淋巴结。1908 年,Moynihan 报告了肠系膜下动脉在根部水平离断的术式,他指出通过结扎肠系膜下动脉根部,清除上方淋巴结的重要性,并且提出了整块切除的肿瘤学概念。他认为恶性肿瘤手术不是单一器官切除,而是淋巴结系统的解剖。系统的淋巴结清扫可以极大提高长期生存率,降低局部复发率。5 年生存率可达 50% 以上。尽管 Miles 手术的死亡率高达41.6%,使其备受质疑,但 Miles 手术对后来术式发展产生了巨大影响,它引入的肿瘤学概念意义重大,开创了淋巴结清扫在直肠癌根治手术中的先河。

1930 年 Dukes 和 Westlmes 的病理学研究证实了直肠癌向肠系膜根部进展。麻醉学的进步也推动了经腹会阴直肠切除术的普及。随着手术技术的提升,手术的死亡率已经由 Miles 的 41.6% 降为 7.5%~12%。Miles 手术也已成为英、美等国家治疗直肠癌的主要手术模式。

随着技术的不断改进,经腹会阴直肠切除术的手术安全性也在不断提高。Coffey RC、Lockhart-Mummery JP 和 Rankin RW 等开展人工肛门造设后进行二期直肠切除联合腹会阴切除和腹尾骨切除,并且得以普及。Kirschner M、Devine SH、Lloyd-Davier M 采用截石体位,进行一期直肠肛门全切除手术。1940 年,日本久留胜进行了腹会阴直肠切除术,此后,Miles 手术在日本普及。

1943 年,Dukes 发表了直肠癌 APR 手术与经典会阴部切除手术的比较研究,结果显示的 APR 手术的根治性更高,这使 APR 在欧洲逐渐成为标准术式。

同时期,德国学派 German-Language、Lage 和 Bauer 开发了采用折刀位(prone Jackknife position,PJK)的经骶尾、腹腔直肠切除术,这是将经骶尾骨入路与经腹腔手术相结合的直肠肛门全部切除手术。患者采取折刀位或者 Voelecker-Westhues 体位,手术首先从骶尾侧开始,将肛门直肠从骨盆腔游离后,关闭创

口,患者改为仰卧体位后,将病灶经腹手术切除。手术对原发病灶及其周边结构把握得更加稳妥,可以做到切除彻底且安全,根治程度高且复发率低,但术前必须依靠影像学进行腹腔探查。另外,由于术中的体位转换,手术未以英文论文形式发表,以及手术与 Miles 理论相悖等原因,使该式的应用受到一定限制。后来欧洲一些研究发现该术式具有独特优势,Bebenek 研究发现该手术方式有良好的手术视野和低复发率,采用折刀位的复发率为 5%,采用截石位(dorsal lithotomy position,DLP)的为 23%。West 等研究发现欧洲多中心采用经肛提肌外腹会阴联合切除术(extralevator abdominoperineal excision,ELAPE),通过直视手术和会阴部的局部扩大切除,可得到安全的环周切缘,提升治疗效果。折刀位骶尾骨部分切除联合经腹直肠切除术具有较低的局部复发率和良好的长期生存效果。

三、追求保留自然肛门的手术

Miles 手术起初并未立刻被广泛应用,直到 20 世纪 30—40 年代的诸多研究证实了该术式可提高患者生存率、降低会阴入路的高复发率,才得以在英、美等国家广泛应用。但 Miles 手术提倡切除所有位置的直肠癌,否定了保留肛门的价值。进入 30 年代后,诸多对于 Miles 手术的反思和淋巴流向研究指出了其局限性。保留肛门括约肌的手术操作再度受到医师们关注。保留肛门的理念与技术体系是基于对经典经腹会阴直肠切除术和临床病理学研究的总结,直肠癌向远端淋巴结转移极少,保留肛门并不影响手术的根治效果。

1948 年,梅奥医疗集团的 Dixon 医师报告了经腹腔入路、前方切除法治疗上部直肠癌(乙状结肠癌和直乙交界部癌),以及肠道两层吻合方法。Dixon 手术是保留肛门治疗直肠癌最经典的手术,该手术经腹腔手术切除后进行肠吻合,吻合部位在腹膜反折以上。根据梅奥医疗集团的统计显示,该手术的死亡率在 18%,效果比较满意,已成为治疗直肠中上段癌的常规性手术。

保肛手术最重要的是远侧断端切缘问题。1949 年,Best 和 Blair 提出肿瘤学的安全切缘距离为 3.5cm。1951 年,Goligher 基于直肠癌向远端黏膜下进展的比例为 6.5%、侵犯肿瘤下缘超过 2cm 的比例为 2% 的研究数据,确定了远端切缘距离 5cm 为安全切缘。20 世纪 80 年代,Williams、Pollett 和 Nicholls 对此质疑,经临床病理组织学研究,提出 2cm 为远端切缘距离。Williams 发现 50 例直肠癌中 76% 无黏膜下层进展,14% 黏膜下进展小于 1cm,1cm 以上仅 5 例,其均为低分化腺癌且三年内远处转移,故提出 5cm 的远端切缘距离并不能改善预后。Pollett 和 Nicholls 用 St. Mark's 医院的 334 例直肠癌进行病理学研究,比较 2cm 与 5cm 的远端切缘距离,得出两组的生存率和局部复发率无差异,由此确定 2cm 为基准。这为术中保留肛门括约肌手术打下了坚实的科学基础,并且扩大了适应证范围。

尽管,直肠会阴切除手术是直肠癌的主流治疗方式,但以人工肛门代替生理性肛门会给人们的生活和心理带来巨大的压力与不便。因此,治疗直肠癌过程中能够保留肛门、维系正常的排便功能,一直是医师的追求和患者的期望。

(一) 经骶尾部入路手术

早在 1833 年,Reybard 就采用前方切除法进行保存肛门括约肌手术。1885 年,Kraske 提出了后方切除法。1887 年,维也纳大学外科医师 Hochenegg 成功为一位 32 岁女性直肠癌患者实施了经骶尾入路,切除直肠且保留肛门括约肌的手术,并将其命名为拖出式手术(pull-through 手术)。经骶尾部入路切除直肠癌的式也称经肛门直肠内切除术,将直肠断端由肛门拖出,剥除黏膜,再将结肠经直肠拖出肛门,与肛门缘缝合,是 pull-through 手术最初的方式。其后,在维也纳大学第二外科完成的 1 704 例直肠癌手术中,pull-through 手术占 24%,随访十年的死亡率为 11%,且 60% 的患者具有控便能力。开腹手术在当时风险极高,所以对于不用开腹就可切除的下段直肠癌主要采取经会阴或者经骶尾骨手术方法。之后,Hochenegg 的弟子 Finsterer 改进了 pull-through 手术,采取经腹骶尾入路的直肠癌切除方法。1919 年,报告了经骶尾入路的直肠癌切除病例 53 例,死亡率为 9.4%,经腹骶尾入路的直肠癌切除病例 11 例,死亡率为 45.5%。1939 年,Wein 综合医院行经骶尾部手术 104 例,死亡率为 27.9%,经腹骶手术 27 例,死亡率为 18%。Finsterer 对于直肠癌位置在 14cm 以上时采取经腹骶尾切除，保留肛门括约肌，切除距离下限为 10cm。然而，手术效果并不理想，并发症多，局部复发率高，自然肛门功能差。

（二）前方入路手术

Maunsell 在 1892 年报告了经腹前方切除手术，保留肛门，采取拖出法重建。1897 年，Cripps 行高位直肠癌前方切除，保留了肛门。Weir 在 1901 年也报道过该手术方式，采用 pull-through 手术，但术后复发率高，术后肛门功能差。对于上段直肠和直乙交界部癌，Babcock WW、Bacon HE、Black、Babcock 和 Bacon 的 pull-through 手术是经肛门腹腔联合直肠切除术，保留外括约肌，切除直肠，将游离的结肠从肛门拖出 50cm，2~3 周后切除拖出的结肠。Black 也经肛门腹腔联合直肠切除，但因保留内、外括约肌而不同于 Babcock 和 Bacon 的手术。Turnbull 和 Culait 将直肠的残端翻出肛门外侧，近端结肠经直肠内拖出，二期切除多余的结肠，在肛门外侧缝合吻合后，再还纳回盆腔内。对于保留自然肛门的手术，日本阵内强调保肛的基本条件是在保障根治性的前提下，利用自然肛门，保存良好排便功能。

随着手术技术的不断提高，保留肛门术式降低了吻合口漏风险且保留了一定的控便能力。40 年代以后，各种改良术式相继问世，下段直肠癌且保留肛门的手术主要采取前方切除的方式，重建采取拖出式。1952 年，Welch 改良了 Maunsell 和 Weir 的手术方法，作为重叠式（invagination 法）用于临床，将远端保留直肠翻转到肛门外，近端肠管由内拖出，肛门外两者缝合吻合，再还纳回盆腔。

（三）经肛门括约肌入路手术

Mason 在 1970 年报道了对位于中下部直肠的早期癌，切开括约肌后，在直视下切除直肠黏膜肿瘤，或切除直肠，既保留了肛门括约肌又避免了开腹手术，然后，结肠与残留直肠缝合吻合。此术式与经肛门肿瘤切除手术相比，能切除更高位置的肿瘤。上述方法虽然保留了肛门，但生理功能较差。另外，吻合口漏的问题仍然是制约该术式广泛应用的重要因素。

1972 年，Parks 在 Bacon 手术的基础上，研发了经肛门结肠肛管吻合术（colo-anal anastomosis，CAA），从腹腔在肛提肌水平切除直肠后，近端结肠与肛管端端吻合。吻合经肛门进行，在残存的直肠黏膜下注入生理盐水，剥离和切除黏膜，吻合近端肠管与肛管。该术式术后随访 12~18 个月，发现患者对固体性便的控便能力尚佳，故而认为只要不损伤肛门括约肌和盆底肌群，残存直肠长度并不需要 6~8cm。但该手术操作繁杂且并发症高，Parks 报告的 76 例病例中有 2 例肠坏死并发吻合口漏，8 例盆腔脓肿，这使手术推广受到了限制。

1986 年，Parc 提出 J 型结肠储袋吻合-肛管吻合术，Parc 采用 J 型结肠储袋吻合方式将结肠和肛管吻合，但该术式发生吻合口漏风险高，故需行预防性结肠造口，且患者术后存在排便困难等问题。1991 年，Kusunoki 开展前瞻性临床研究比较结直肠对端吻合与 J 型结肠储袋吻合，结果表明对于低位直肠癌 J 型结肠储袋吻合可改善排便功能。此后，日本的 Hida 主持开展了一系列前瞻性临床研究，证实乙状结肠储袋吻合优于降结肠储袋吻合，5cm 长度的储袋吻合优于 10cm 长度。

（四）内括约肌切除术

内括约肌切除术早在 1940 年就曾被报道过，Bacon 的 pull-through 手术就是采取此法保留外括约肌。20 世纪 50 年代，Mayo 也采用同样的手术方法，保留自然肛门。内括约肌切除术（intersphincteric resection，ISR）是 1977 年 Lyltle 和 Park 最初使用的词。1994 年 Schiessel 报告了内括约肌切除术的研究成果，手术适应证为 T_1~T_3 或者 T_1、G_2 分级低位直肠癌，其中 38 例病例的局部复发率为 8%，截至 2005 年的长期随访中，其局部复发为 5.3%。1999 年 Rullier 实施了腹腔镜 ISR。2011 年 Park 发表了 1999—2009 年在日本和韩国针对直肠癌开腹与腹腔镜内括约肌切除术的前瞻性临床研究，研究发现在手术侵袭、疼痛和住院时间方面，腹腔镜手术优于开腹手术，复发率和生存率无差异。

（五）保肛与机械吻合

机械吻合器具的研发已有百余年历史，1965 年，苏联研发出环形吻合器 PKS-25，并将机械吻合术应用于临床。1977 年，美国外科公司（USSC）推出端端吻合（end-to-end anastomosis，EEA）。随着吻合器的使用，保留肛门的手术操作开始普及。机械吻合方法主要分为单吻合器吻合技术（single stapling technique,SST）和双吻合器技术（double stapling technique,DST）。1980 年 Knight CD 和 Grirenl 建立了双重器械吻合、低位前方切除的手术方法。Conhen 将此命名为 double staling technique，即 DST。现今，DST 成为保留肛门进行肠吻合的主要技术方法，手术安全快捷，广为应用。1986 年 Lazorthes F 利用机械吻合技术和 J 型储袋吻合的重建方式，受到广泛关注，成为了研究热点。机械吻合的发明和应用改写了直肠外科历史，令其快速发展。

四、骨盆内脏的联合切除

骨盆内脏的联合切除主要包括前方骨盆内脏摘除术、后方骨盆内脏摘除术以及骨盆内脏全切除手术。

1950 年 Appleby 报告了针对直肠前方浸润的直肠癌，进行了直肠膀胱全切除和输尿管盲肠吻合内瘘术或输尿管乙状结肠吻合内瘘术。6 例行手术治疗，其中 4 例存活 4 年以上、手术死亡 1 例、复发死亡 1 例。

1951 年 Bricker 报告 32 例盆腔脏器切除术，其中直肠癌 12 例，5 年生存率为 31%。Brunschwig 先后于 1948 年和 1961 年实施了骨盆内脏的联合脏器切除，即合并切除膀胱和子宫或前列腺，以治疗局部进展期直肠癌。

Butcher 报告了 25 例直肠癌骨盆内脏全切除手术的临床效果，手术死亡率为 16%（4 例），5 年生存率为 50%，其主要的预后影响因素是血管、神经和淋巴结的浸润。该手术的主要问题是由输尿管结肠吻合而致的逆行感染和高尿酸血症，死亡率较高。为此，Bricker 提出应用导管法、湿性结肠造口（Wet colostomy）、输尿管造口术，或利用回盲部的腹膜内储尿囊防止感染，且易于术后管理。回肠导管法在骨盆内脏全切除后的重建中广为应用。

五、淋巴路研究与淋巴结清扫

很早就有人对直肠淋巴引流途径进行研究，如 1892 年的 Quenu 等，但以 Gerota 的系统性研究最为著名，他使用 20 具胎儿和幼儿的尸体，分别在其肛门皮肤、肛门上部的黏膜、直肠黏膜注入水银溶液观察淋巴管网及其淋巴的走向。研究发现：①肛门皮肤部位的淋巴管流向腹股沟淋巴结，特别是内上组；②肛门部黏膜的淋巴管通常沿直肠固有淋巴管、直肠肌层和直肠深筋膜之间的直肠系膜内的痔上动脉，流向肛门直肠淋巴结；另外，不恒定的淋巴管沿痔中动脉流向骨盆壁淋巴结；③直肠黏膜部的淋巴管沿痔上动脉的末梢支贯穿肌层，沿肌层表面的动脉与肠管壁外淋巴管相交通；④直肠肌层与黏膜层淋巴流向几乎相同。此研究描绘出了沿直肠上动脉的痔上淋巴管、沿直肠中动脉的痔中淋巴管和至腹股沟淋巴结的痔下淋巴管三种基本类型。但没有追踪到肠系膜下动脉（inferior mesenteric artery,IMA）根部。1901 年，Poirier 用 Gerota 液检索观察到直肠向骨盆壁的淋巴引流，包括由前列腺、膀胱沿闭孔动脉（前方），沿直肠中动脉（侧方）和沿骶正中、侧动脉（后方）三个方向。1902 年，Cuneo 使用 Gerota 液对胎儿尸体进行研究，发现骨盆内淋巴引流、直肠的淋巴引流到腹主动脉周围淋巴的前群。1925 年，Villemin 同法确定了直肠三个方向的淋巴引流途径，更为详尽地记载了向上淋巴汇集于 IMA 根部和腹主动脉分叉部，并指出直肠上段的淋巴引流途径与直肠下段引流方向不同。日本的仙波在 1927 年进行的研究最具影响，他将 Grota 液经直肠注入 204 例胎儿尸体，固定后剖检发现向上沿痔上淋巴管追踪到肠系膜根部，侧方沿骶正中、侧方动脉和髂内动脉的骨盆壁淋巴管，从髂总动脉到腹主动脉，向下通过坐骨肛门窝走向腹股沟区。仙波的研究较以往研究更为细腻和精确，并且定位了引流的直肠部位。直肠上动脉到肠系膜下动脉引流直肠壶腹和肛管上部；直肠中动脉到髂内动脉引流直肠壶腹下部和肛管上部；直肠下动脉到髂内动脉引流肛管上部；骶正中和侧动脉引流直肠壶腹下后壁。肛管皮肤（齿状线以下）引流到腹股沟区。时至今日这仍为临床实践的重要理论基础。1951 年 Bacon 指出直肠的全域向上方有引流；侧方位于科耳劳施氏褶的下方直肠，距肛缘 6~8cm；向下方的是肛管。这些基础研究对后来的直肠外科临床实践产生了巨大影响。

1908 年 Miles 基于对直肠癌淋巴结转移的临床病理学研究和剖检资料,阐述了直肠癌向上方、侧方、下方转移的基本规律,并将此研究结果即肿瘤学理念应用于腹会阴联合切除手术治疗直肠癌。Miles 行上方淋巴结清扫及血管处理是在 IMA 分出第 1 支后结扎切断。同年,Moynihan 出于从左侧结肠淋巴流向解剖学的考量,强调 IMA 根部淋巴结清扫的重要性,提倡应在 IMA 根部结扎处理并清除根部淋巴结。Jamieson 和 Hartmann 在 1909 年主张 IMA 的根部结扎处理。1950 年,Ault 应用基础研究的理论,讨论了肠系膜下动脉的切断与淋巴结清扫。1951 年,Sauer 从肛门至直肠肿瘤的位置注入色素并观察直肠的淋巴引流,从淋巴结转移角度进行研究,指出直肠癌除向上转移外,在下段直肠癌还能见到侧方转移。淋巴引流以肛缘 7cm 为界,以上部分的淋巴转移全部为向上方向,7cm 以下则一部分形成侧方的淋巴引流,一部分沿直肠中动脉流入髂内动脉周围淋巴结。这些研究说明向上的淋巴转移最为重要,IMA 应尽可能在根部结扎,肠系膜的淋巴结清扫对于根治直肠癌极为重要。

20 世纪 40—60 年代,Grinnell、Morgan 等积极推行高位结扎、扩大淋巴结清扫术,但 20 世纪 60 年代后的研究证实其效果有限。1984 年,St.Mark's 医院的 Pezim 发表了高位结扎与低位结扎对直肠癌(137 例)疗效影响的回顾性研究,结果没有显示在生存上的获益。后来的 4 250 例的追加研究也认为无论是 Dukes 分期,还是 Astlor-Collor 分期,两者的 5 年生存率均无差异,高位结扎没有显著收益。这些研究也更支持了肠系膜下动脉根部淋巴结转移是全身性疾病的观点。

1895 年,Gerota 研究指出直肠存在上、侧、下三个方向的淋巴流向。1927 年,Senba 利用胎儿进行的直肠淋巴流向研究,成为后来临床实践中侧方淋巴结清扫术的理论基础。1950 年,Sauer 提出有必要切除侧韧带,清除髂血管淋巴。20 世纪 50 年代,美国主张沿侧方淋巴途径扩大清扫,但这种方法手术并发症多,尤其是排尿障碍和性功能障碍,且存在长期生存不获益。1952 年,Deddish 报告了清扫骨盆淋巴结和髂内淋巴结并不能提高术后生存率,反而会增加手术并发症的风险。之后,Stearns 和 Goligher JC 先后提出对侧方淋巴结清扫术效果的质疑,认为骨盆淋巴结转移是无法根治的高度进展期癌和全身性疾病,淋巴结清扫无意义。1979 年 Enker 发表了有关直肠癌扩大切除的研究,认为肠系膜下动脉根部高位结扎、骨盆内淋巴结清扫合并脏器切除,不会提高生存率和降低局部复发率。

基于 20 年侧方淋巴流向的基础研究和临床研究,日本在 1977 年发布了第 1 版《大肠癌处理规约》,对直肠的区域淋巴结进行了分期:肠管旁为第 1 站,支配血管干为第 2 站,支配血管根部为第 3 站。髂内淋巴结和外淋巴结分别归于第 2 站和第 3 站,直肠的区域淋巴结包含沿髂血管的侧方淋巴结(Ra、Rb 段直肠)。应清扫的淋巴结有直肠下淋巴结(原 No.271、现 No.251)、直肠中动脉根部淋巴结(原 No.262,现废止)、闭孔淋巴结(原 No.282、现 No.283)、髂内淋巴结(原 No.272,现 No.263P、D)、髂总淋巴结(No.273)、腹主动脉分叉部淋巴结(No.280)。仅在术中判断骶正中淋巴结(No.270)和骶外侧淋巴结(No.260)阳性时清扫这两组淋巴结。髂外淋巴结不属于外侧淋巴结,腹主动脉分叉部淋巴结(No.280)、骶正中淋巴结(No.270)、骶外侧淋巴结(No.260)纳入广范围淋巴结清扫范畴。第 1 版至第 4 版,一直沿用此分期。1994 年第 5 版和 1998 年第 6 版认为髂总淋巴结、髂内淋巴结、闭孔淋巴结和直肠中动脉根部淋巴结宜进行淋巴结清扫。腹主动脉分叉部淋巴结、髂外淋巴结、骶正中淋巴结、骶外侧淋巴结可省略。2006 年第 7 版和 2009 年第 7 版补修版明确定义了需要清扫的侧方淋巴结。髂内淋巴结(No.263P、D)、闭孔淋巴结(No.283)作为清扫的侧方淋巴结,侧方清扫范围缩小。2013 年第 8 版使用第 7 版定义,侧方淋巴结限定于下段直肠(Rb)的区域淋巴结,髂内淋巴结(No.263P、D)和闭孔淋巴结(No.283)作为 D3 淋巴结清扫。2018 年第 9 版再度明确侧方淋巴结的范围是 No.263D、No.263P、No.283、No.273、No.293、No.260、No.270、No.280。

侧方淋巴结清扫度如下。

LDX:侧方淋巴结清扫范围不明。

LD0:未进行侧方淋巴结清扫。

LD1:侧方淋巴结清扫度未达到 LD2。

LD2:清扫 No.263D、No.263P、No.283 淋巴结。

LD3:清扫侧方区域淋巴结(No.263D、No.263P、No.283、No.273、No.293、No.260、No.270、No.280)。

日本临床外科坚持认为清扫侧方区域淋巴结能有效控制侧方淋巴结转移。为了避免清扫侧方区域淋巴结导致的神经损伤并发症,1978 年,日本小松尝试开发了保留神经的侧方清扫术。1982 年 Hojo 报告扩大淋巴结清扫术可在 Dukes B、C 期有效减少局部复发率,提高生存率,并提倡侧方淋巴结清扫术。1983 年,土屋报告骨盆扩大淋巴结清扫术同时保存神经的手术。随着 20 世纪 80 年代保存神经侧方淋巴结清扫术的普及,侧方淋巴结清扫术成为了日本治疗低位直肠癌的标准术式。

日本 Sugihara K 临床病理学研究显示当直肠癌超越肌层浸润时,侧方淋巴结转移可达 20%,淋巴结清扫可降低 50% 的骨盆内复发风险,使 5 年生存率提高 8%~9%。为了更有力地证明,日本临床肿瘤研究组(Japan Clinical Oncology Group,JCOG)对此展开了循证医学研究。2012 年,日本 Fujita 进行了 JCOG0212 试验,即对 Ⅱ 期和 Ⅲ 期的直肠下段癌行保留神经的 D3 淋巴结清扫的前瞻性研究。2003 年 6 月至 2010 年 8 月,33 个医疗单位参加了此项非劣性比较的 RCT 研究,共纳入直肠腹膜反折以下癌 701 例,其中包括系膜切除(mesorectal excision,ME)350 例和系膜切除并预防性侧方淋巴结清扫术(lateral lymph node dissection,LLND)351 例。结果表明侧方淋巴结转移率为 7.4%;5 年无复发生存率为 ME 组 73.3%,ME+LLND 组 73.4%;5 年总生存率为 ME 组 90.2%,ME+LLND 组 92.6%;5 年局部无复发生存率分别为 ME 组 82.4%,ME+LLND 组 87.7%;局部复发率:ME 组 12.6%,ME+LLND 组 7.4%;可见预防性侧方淋巴结清扫术降低局部复发率效果明显,可获得优于术前进行化、放疗的局部复发率,而且能够缩短治疗时间,避免放疗照射的不良影响。为此,日本第 9 版《大肠癌治疗指南》进一步明确了低位直肠癌侧方淋巴结清扫术的必要性。

侧方淋巴流向的研究已逾百年,侧方淋巴结清扫术研究也进行了 50 余年,已证实了保留自主神经的侧方淋巴结清扫术具有单纯全直肠系膜切除(total mesorectal excision,TME)所不及的临床效果。

六、全直肠系膜切除及其肿瘤学意义

1982 年,英国的 Heald 认为直肠癌是肛提肌上间隙疾病,并推崇全直肠系膜切除(TME),即将直肠系膜到肛提肌水平锐性剥离和全切除,把直肠和包裹直肠的直肠深筋膜作为完整的器官处理,以消除系膜内的肿瘤沉积(tumor deposit,TD)。TME 在 Dukes B 期和 C 期的 5 年复发率为 5%,极大降低术后直肠癌的局部复发率。

1994 年,Adam 提出环周切缘(circumferential resection margin,CRM)的重要性,受到广泛关注,直肠的淋巴结清扫合并系膜内微小病灶的彻底清除,保障了环周切缘阴性,这对于降低局部复发率至关重要。事实上 CRM 阴性的 TME 确实能达到此目的,这使 TME 逐渐成为标准的直肠手术方式。

七、微创手术的新时代

(一)腹腔镜直肠癌手术

1991 年 Jacob 因实施了世界首例腹腔镜结肠切除术而备受关注。腹腔镜结肠癌手术问世后,其能否替代传统开腹手术成为医师关注的焦点。因此,1993 年以来,世界各国相继开展腹腔镜结肠手术与开腹手术的比较性临床研究,结果显示腹腔镜手术在减轻疼痛、降低侵袭、避免并发症、创口小和缩短住院时间方面具有更好效果,预后与开腹手术效果等同。直肠癌腹腔镜手术与开腹手术比较的循证医学研究相对于结肠癌较少。

2006—2009 年韩国 COREAN 临床试验是一项比较腹腔镜和开腹手术治疗直肠癌的长期预后的临床 Ⅲ 期试验,三年无瘤生存率分别为腹腔镜组 79.2%、开腹手术组 72.5%,三年总生存率为腹腔镜组 91.7%、开腹手术组 90.4%。2015 年,《新英格兰医学杂志》报道了欧洲 COLOR Ⅱ 期临床研究的 1 044 例结果,研究表明腹腔镜手术与开腹手术具有同等 OS 和 DFS;三年局部复发率两组均为 5.0%;无病生存率为腹腔镜组 74.8%、开腹手术组为 70.8%;总生存率分别为 86.7% 和 83.6%;两组 CRM 无差异。韩国 COREAN

研究和欧洲 COLOR Ⅱ期研究都证实了腹腔镜手术的有效性和安全性,且与开腹手术具有同等效果。2015 年,美国 ACOSOG Z6051 试验和澳大利亚 ALaCaRT 试验都是以直肠系膜质量等复合病理参数为研究内容的,其结果显示经腹腔镜手术直肠癌标本的直肠系膜局部破损率高,手术标本质量及病理学评估不能证明其与开腹手术相比具有非劣性,这对腹腔镜手术的优越性和同等性提出了质疑。2019 年,美国 ACOSOG Z6051 试验的长期随访结果又证实腹腔镜直肠癌手术的安全性。

(二) 经肛门的镜视下手术

经肛门的镜视下手术也称之为经肛门内镜微创手术(transannal endoscopic microsurgery,TEM)。该术式是由 Buess 在 1984 年提出的经肛门、管腔内、镜视下的直肠肿瘤完整切除手术,具有低侵袭和充分保留肛门功能的优势。2015 年,美国国立综合癌症网络发布的直肠癌实践指南中该术式的手术适应证为: cT_1,距离肛缘 8cm 以内,肿瘤径在 3cm 以内,不足环周的 30%,断端阴性 3mm 以上,影像上无淋巴结肿大。尽管如此,淋巴结转移的问题仍是困扰,所以欧美国家推荐局部切除和术后放化疗并用。

(三) 经肛门全直肠系膜切除术

2010 年,Atallah 和 Sylla 在腹腔镜辅助下应用 TEM 平台进行低位直肠癌经肛门全直肠系膜切除术(taTME)。taTME 克服了人体生理因素(如弯曲、骨盆狭窄、前列腺肥大等)和肿瘤因素带来的低位直肠癌经腹操作难点,以及腹腔镜及其器械直线化问题,保证了环周切缘安全,提高了手术质量及效率。

2017 年 Marks 报告 372 例 taTME 手术标本的系膜完整率为 96%,CRM 阴性率为 94%,远端切缘阴性率为 98.6%。5 年局部复发率为 7.4%,5 年生存率为 90%。

(四) 微创手术技术

机器人辅助胃肠手术是近十年发展起来的新技术。2010 年,日本首先报道了机器人辅助的直肠癌切除手术。2016 年,Park 发表了关于机器人手术与腹腔镜手术比较的长期效果研究,两者的 5 年 OS 分别为 92.8% 和 93.5%,5 年 DFS 为 81.9% 和 78.7%。2014—2015 年,欧洲一项比较直肠癌机器人辅助手术与腹腔镜手术效果的前瞻性研究(ROLARR 试验)表明,机器人手术与腹腔镜手术在根治性和 CRM 等方面比较差异无统计学意义。机器人具有 3D 高清图像和灵便稳定的特点,使其在狭窄的骨盆腔内独具优势。

2008 年,Bucher 报道了单孔腹腔镜结直肠手术,效果等同于腹腔镜手术。现已应用于临床,但由于技术难度和器械限制,未能普及。

八、直肠癌分期评价系统

恶性肿瘤病期分类对于肿瘤进展程度、治疗效果判定具有极其特殊的意义和价值,直肠癌病期分类也是如此。自 20 世纪,直肠癌病期分类标准的研究从未间断,并伴随治疗手段的进步而向前发展。临床上曾广泛应用的分期评价方式有 Dukes 分期、Aster-Coller 分期和 AJCC TNM 分期系统。分期系统主要依据医师临床所见和患者病理组织学特征等方面评价癌的进展程度,是判断预后、制订治疗方案和评价治疗效果的重要依据。

(一) 直肠癌与 Dukes 分期

Dukes 分期在 20 世纪是世界上最为重要和最具影响力的直肠癌病期分类系统,也是直肠外科学持续进步的体现。

直肠癌病期的问题,自古以来一直是关注热点。早在 1926 年,St.Mark's 医院的 Lockhart-Mummery 就对直肠癌病期分类进行过系统性研究,该项研究是以 200 例腹会阴联合切除的直肠癌患者为对象,以病理组织学检索肿瘤浸润深度和淋巴结转移指标为基准,进行直肠癌病期分类。Lockhart-Mummery 分期,包括 Class A、B、C 三期。Class A:肿瘤未浸润到肌层或淋巴结,病灶小且具有可动性;Class B:肿瘤浸润到肌层,但病灶未固定,淋巴结无浸润;Class C:肿瘤浸润肌层,病灶大且固定,淋巴结有转移。Lockhart-Mummery 的直肠癌病期分类系统为 Dukes 分期奠定了基础。

1928 年,Broder 和 Rankin 用 Broder 的 Grade 分级(Broder 的 Grader 分级是基于癌细胞中未分化和

分化细胞的比例,分成 4 级。Grader 1:<25%;Grader 2:25%~<50%;Grader 3:50%~<75%;Grader 4:≥75%）对直肠癌切除患者预后的相关性进行研究,Grade 1 手术效果良好,Grade 4 预后极其不良。

同时,Dukes 也展开了同类研究,在 Lockhart-Mummery 直肠癌病期分类系统的基础上,利用切除直肠癌标本,研究肿瘤进展方向和其与预后的关联,形成了独立的 Dukes 病期分类系统。1932 年,Dukes 对 215 例直肠癌切除病例进行病理学解析,研究癌细胞深部浸润和淋巴结转移,在此基础上修订了 Broder 和 Rankin 的分期方法。Dukes 根据不同部位直肠肿瘤的进展和所属淋巴结有无转移提出了 Dukes 分期。该评价系统不仅更简单、更客观,还解析了分期与预后的关联,对直肠癌手术的成功大有裨益。

Dukes 分期的主要内容为:Dukes A,肿瘤局限于肠壁;Dukes B,肿瘤贯穿肠壁到浆膜或肠系膜脂肪;Dukes C,所属淋巴结转移。

1935 年,Dukes 将 C 期进一步划分为 C1 和 C2。C1:肠管近旁淋巴结转移;C2:连续淋巴结转移到血管根部。同年,Dukes、Gabriel 和 Bussey 报告了将腹会阴联合切除的直肠癌标本以 10% 甲醛溶液（福尔马林）固定,对原发灶和全部淋巴结进行病理学检索,追踪 10 年间患者的预后情况,研究 Dukes 分期与预后的关联。

Dukes 分期在当时受到了学界的极大关注,讨论 Dukes 分期价值的研究很多,如 Gordon-Watson 对 88 例直肠癌和 Lockhart-Mummery 对 338 例直肠癌应用 Dukes 分期进行术前、术中评价及与预后关联的研究,结论皆证实其有用。

1958 年,Dukes 报道了对 1928—1952 年 2 447 例直肠癌手术病例的长期、大规模调查报告,除 28 例不能进行严密病理组织学评价和随访的病例外,此项大宗数据的研究结果与 1932 年结果基本相同,这说明 Dukes 分期能用最低限度指标客观且正确地评价预后。

Dukes 分期在后来的临床实践中不断丰富和发展。1947 年,Kirklin 对 Dukes 分期提出了修改意见,即 Dukes A:黏膜内癌;Dukes B1:肿瘤浸润到固有肌层,无淋巴结转移,Dukes B2:肿瘤浸润到固有肌层,有淋巴结转移。

1954 年,Astler 和 Coller 对 Kirklin 的分期进一步修改,将 Dukes C 期分成 Dukes C1。

Astler-Coller 分期:

A:癌局限于黏膜内;

B1:癌浸润固有肌层,淋巴结转移阴性;

B2:癌贯穿固有肌层,淋巴结转移阴性;

C1:癌直接浸润局限于肠管壁内,淋巴结转移阳性;

C2:癌浸润超出肠管壁,淋巴结转移阳性。

Astler-Coller 分期系统在临床实践中不如 Dukes 分期应用广泛,这是因为该评价系统在浸润深度上与病理学划分不同,评价较困难,且 C1、C2 在预后的判定上无差异,故应用较少。

1967 年,美国克利夫兰医学中心的 Turbull RB Jr 对 Dukes 分期进行了修订,增加了 D 等级,将有远处转移作为 Dukes D 期。

在很长一段历史时期中,Dukes 分期作为最重要的评价基准在临床实践中不断修订完善,逐渐成为临床广为应用的重要评价标准。

（二）TNM 分期与指南

1935 年巴黎召开国际抗癌联盟（Union for International Cancer Control,UICC）首届国际肿瘤会议,来自 43 个国家的代表参会讨论肿瘤诊治中应解决的问题。1943—1952 年,法国的 Pierre Denoix 最早提出使用 T-肿瘤、N-淋巴结、M-远处转移指标,来评价恶性肿瘤的进展程度。展开对于患者的诊断、病期、进展程度的研究,包括肿瘤分布频度统计的标准化方法、肿瘤分期与病期的区分、肿瘤发生率的国际比较统计法等内容。

1952 年 Denoix 提出用 T-原发灶,N-淋巴结,M-远处转移的 TNM 分期评价方案。1950 年,国际抗癌联盟成立肿瘤命名和统计委员会,在 WHO 疾病登记和统计部门的支持下,开展临床病期分类和转移的定义工作。1953 年,国际肿瘤分期与治疗效果评定委员会一致同意采用以肿瘤原发灶(T)、淋巴结(N)、远处转移(M)和解剖分期(anatomic grouping)为基本依据的 TNM 分期。1954 年,UICC 临床病期分类和统计手法委员会将 TNM 分期广泛用于各类癌症。1958 年,乳癌和喉癌的病期分类被用于临床评价,其后,UICC 确定 48 种肿瘤的 TNM 分期,并且作为国际通用的分期标准,整理成册发行,之后不断修订,追加新部位的分期,2017 年刊行了第 8 版。

美国癌症联合会(American Joint Committee on Cancer,AJCC)成立于 1956 年,是进行癌症的病期、预后、治疗效果的实地调查组织。该组织对各个脏器肿瘤分期提出修订预案,按照科学程序进行修订工作,并进行美国自己的病期分类、治疗方法、检验病期与治疗效果的调查,制定依据病期分类的治疗方针指南。AJCC 是 UICC 成员,参与 TNM 病期分类工作。1993 年,以欧洲为中心的 UICC 和以美国为中心的 AJCC 在病期分类上进行统一,成为国际规约。UICC 因不具有独立的组织架构和工作成员,因此,来自 AJCC 各脏器工作组的修订预案,在 UICC 进行统筹讨论、形成 TNM 病期分类。

美国有 NCCN 指南和美国临床肿瘤学会(American Society of Clinical Oncology,ASCO)指南两个版本。1995 年,由 21 个癌症中心组成了美国国家综合癌症网络(National Comprehensive Cancer Network,NCCN),其中包括 880 名专家和 44 个共识组。NCCN 指南是该组织每年以各种恶性肿瘤临床实践作为项目评价而发布的指南。NCCN 指南包含筛查、诊断、手术、术后辅助疗法、复发治疗、缓和医疗和预防接种等所有医疗过程,每年进行 1~2 次修订,分为医师版本和患者版本。

ASCO 指南是从医疗经济和医学伦理角度策划的指南。

(三)直肠癌病期分类的演变

直肠癌病期分类主要是 Dukes 分期和 Aster-Coller 分期,90 年代以后,UICC/AJCC TNM 分期成为医师判定预后和选择治疗的最重要依据。UICC/AJCC TNM 分期沿用了 Dukes 分期的核心部分,以直肠癌的肠管壁浸润程度和淋巴结转移程度为主轴分期。

直肠癌 UICC/AJCC TNM 分期在 1968 年发行初版,病期分类以临床所见为基准。T 代表直肠癌占肠管环周比率和肠管壁浸润程度,按其程度分成 T_1、T_2、T_3 和 T_4 四期。N 淋巴结转移均为 N_X。1978 年的第 3 版引入了切除标本的病理组织学指标,基于癌的解剖学进展程度,规定术后的病理组织学分期。将 T 作为癌细胞浸润深度的判定标准,N 代表淋巴结转移,按程度分为 N_0、N_1 和 N_2。N_0:所属区域淋巴结转移阴性;N_1:所属区域淋巴结转移;N_2:所属区域外淋巴结转移。1987 年的第 4 版,结肠与直肠使用共同标准,N 以淋巴结转移个数与解剖学位置相结合进行分期。N_1:结肠或直肠旁淋巴结转移 1~3 个;N_2:结肠或直肠旁淋巴结转移 4 个及以上;N_3:支配血管干淋巴结转移阳性。1997 年的第 5 版由 UICC 与 AJCC 共同制定。2006 年的第 6 版中,N 分期采用淋巴结转移个数为判定标准。N_1:转移阳性淋巴结个数为 1~3 个;N_2:转移阳性淋巴结个数为 4 个以上。2010 年的第 7 版将 T_4 分为 T_{4a} 和 T_{4b},N 分期也进一步细化,N_1:为转移阳性淋巴结个数为 1~3 个;N_{2a}:转移阳性淋巴结个数为 4~6 个;N_{2b}:转移阳性淋巴结个数为 7 个以上。M 远处转移共分为,M_{1a}:单脏器转移;M_{1b}:多脏器或腹膜转移。2018 年的第 8 版,M 远处转移细化为,M_{1a}:单脏器转移;M_{1b}:多脏器转移;M_{1c}:腹膜转移。TNM 分期中经时变动的主要是 N,其从由解剖学分期逐步改为由淋巴结转移个数分期。

九、日本大肠癌"处理规约"和"治疗指南"的沿革

日本大肠癌研究会制定的《大肠癌处理规约》(以下"规约")和《大肠癌治疗指南》(以下"指南")在直肠癌诊治中发挥着重要的指导作用。日本大肠癌研究会成立于 1974 年,致力于大肠癌的研究、诊断和治疗,首任会长是阵内传之助教授。1970 年,UICC 为了制作结直肠癌的 TNM 分期,向日本征集有关分期的提案,但当时日本并不具有此方面的研究数据和研究组织。因此,大肠癌研究会成立后,于 1977 年参照胃癌和食管癌的处理规约,在尊重大肠癌特性的前提下,编辑刊行了初版"规约",该版编者主要从事外科和病理专业。阵内传之助为外科委员会委员长,太田邦夫为病理委员会委员长。第 1 版"规约"中结直肠的淋巴结解剖学位置全部采用数字表达,并且对结直肠的淋巴结分期做了详尽规定,参照《胃癌处

理规约》的分期原则,将其分成中枢方向、肠管方向和侧方。按照肠系膜上动脉和肠系膜下动脉系统,从末梢向中枢方向,淋巴结分成边缘淋巴结、肠旁淋巴结、中间淋巴结和中央淋巴结。直肠部分分为直肠边缘淋巴结、直肠旁淋巴结、直肠中淋巴结和直肠下淋巴结。此外还有髂内外动脉的淋巴结。各部位的各组淋巴结均以数字编码加以区别,末位数为 1 的代表边缘淋巴结,2 代表中间淋巴结,3 代表中央淋巴结,数字的排列顺序尽可能按照淋巴流向的解剖学特征排列。结直肠数字由 200 开始,其缘由是遵循 1~10 为胃,100 为食管的顺序,使结直肠淋巴结号码与消化系统其他器官相统一。结肠的淋巴结从右向左,按照肠系膜上、下动脉的 5 个分支,分别以中位数 0、1、2、3、4 标示,如:回结肠动脉的边缘淋巴结为 201;中间淋巴结为 202;中央淋巴结为 203;右结肠动脉为 211……肠系膜上动脉淋巴结为 214,腹主动脉旁淋巴结为 216;直肠上动脉的直肠旁淋巴结为 251,直肠上淋巴结为 252,肠系膜下淋巴结为 253……髂内、外动脉近骶骨的淋巴结尾号为 0,左右分别用 L、R 区分。后续版本一直沿用该分期和其数字表达,并将肿瘤进展程度、Dukes 分期和 Astler-Coller 分期一并记载,以便于进行国际交流。

第 5 版和第 6 版增加了医疗检查和治疗。第 6 版与 TNM 分期在进展程度的分期上具有差异,"规约"以原发灶部位和肠管旁淋巴结为第 1 站,中间为第 2 站,主淋巴结为第 3 站,将阳性淋巴结部位作为进展程度界定标准。而 TNM 分期则是用淋巴结转移阳性个数为标示。第 7 版"规约"为了便于国际交流,采用 TNM 分期的淋巴结转移阳性个数表示淋巴结转移程度。但在 N_3 的定义中保留了主淋巴结、侧方淋巴结的分期,将其作为区域淋巴结。这是因为在日本的标准治疗中,N_3 为清扫对象。2013 年的第 8 版,增加了肝脏转移度和肺转移度的分期。2018 年的第 9 版增加了肛管癌的 TNM 分期,并将 N 和 M 进一步细化。N 中还增加侧方淋巴结清扫度的分期。

日本《大肠癌治疗指南》迄今共发行 6 版。1~6 版"规约"中含有治疗内容,第 7 版修订时,将治疗部分独立出来,形成了治疗指南,为临床医师提供标准的治疗依据,消除医疗单位之间差异,避免治疗不足或治疗过度。日本的病期分类,清扫范围与其他国家不尽相同,因此海外证据需要结合日本国情入选。日本将清扫 N_3 淋巴结作为治疗 T_3/T_4 期大肠癌的标准术式,而欧美并不将清扫 N_3 淋巴结作为标准术式,对于侧方淋巴结清扫术持否定意见。故而,日、美的指南中诸多方面因背景不同存在差异。

第二节　临床分期和治疗方针

一、TNM 分期

2017 年,国际抗癌联盟（UICC）和美国癌症联合会（AJCC）重新修订出版了结直肠癌 TNM 分期,如表 1-1 所示。

表 1-1　国际抗癌联盟/美国癌症联合会（UICC/AJCC）结直肠癌 TNM 分期（第 8 版）

M-远隔转移		M0				M1		
						M1a	M1b	M1c
N-区域淋巴结		N0	N1（N1a/N1b/N1c）	N2a	N2b	任何 N		
T-原发肿瘤	Tis	0	—					
	T1	I	IIIA			IVA	IVB	IVC
	T2	I	IIIA	IIIB		IVA	IVB	IVC
	T3	IIA			IIIC	IVA	IVB	IVC
	T4a	IIB		IIIC		IVA	IVB	IVC
	T4b	IIC				IVA	IVB	IVC

T-原发肿瘤：

T_X. 不能评价原发肿瘤；

T_0. 无法确认原发肿瘤；

T_{is}. 浸润黏膜固有层的肿瘤（上皮内癌）；

T_1. 浸润黏膜下层的肿瘤；

T_2. 浸润固有肌层的肿瘤；

T_3. 浸润浆膜下层或没有腹膜覆盖结肠以及直肠周围组织的肿瘤；

T_4. 贯通腹膜脏层的肿瘤，或直接浸润脏器构造的肿瘤；

T_{4a}. 贯通腹膜脏层的肿瘤；

T_{4b}. 直接浸润脏器构造的肿瘤。

N-区域淋巴结：

N_X. 不能评价区域淋巴结；

N_0. 无区域淋巴结转移；

N_1. 1~3 个区域淋巴结转移；

N_{1a}. 1 个区域淋巴结转移；

N_{1b}. 2~3 个区域淋巴结转移；

N_{1c}. 浆膜下层或没有腹膜覆盖结肠和直肠周围软组织内的肿瘤，即卫星结节，但无区域淋巴结转移；

N_2. 4 个及以上区域淋巴结转移；

N_{2a}. 4~6 个区域淋巴结转移；

N_{2b}. 7 个以上区域淋巴结转移。

M-远隔转移：

M_0. 无远隔转移；

M_1. 有远隔转移；

M_{1a}. 局限于 1 个脏器（除肝脏、肺、卵巢、区域淋巴结外）的淋巴结转移，无腹膜转移；

M_{1b}. 有 2 个及以上脏器转移；

M_{1c}. 不计有无脏器转移，具有腹膜转移。

2017 年，国际抗癌联盟（UICC）和美国癌症联合会（AJCC）重新修订出版了肛管癌 TNM 分期，如表 1-2 所示。

表 1-2　国际抗癌联盟/美国癌症联合会（UICC/AJCC）肛管癌 TNM 分期（第 8 版）

远处转移		M_0		M_1
淋巴结转移		N_0	N_1	任何 N
侵犯深度	T_{is}	0		
	T_1	I	ⅢA	IV
	T_2	ⅡA		
	T_3	ⅡB	ⅢC	
	T_4	ⅢC		

侵犯深度（T）：

T_X. 不能评价侵犯深度；

T_0. 未见肿瘤组织；

T_{is}. 原位癌（鲍恩病），高级别扁平上皮病变（high-grade squamous in-traepithelial lesion，HSIL），肛门上

皮内新生物Ⅱ~Ⅲ；

T_1. 肿瘤最大径≤2cm；

T_2. 肿瘤最大径 >2~5cm；

T_3. 肿瘤最大径 >5cm；

T_4. 不论肿瘤大小，肿瘤侵犯邻近器官，如阴道、尿道或膀胱（直接侵犯直肠壁、肛门周围皮肤、皮下组织、括约肌群的不归入 T_4）。

淋巴结转移（N）：

N_X. 不能评价区域淋巴结转移；

N_0. 无区域淋巴结转移；

N_1. 区域淋巴结转移；

N_{1a}. 腹股沟淋巴结、直肠系膜淋巴结或髂内淋巴结，其中任意一个转移；

N_{1b}. 髂外淋巴结转移；

N_{1c}. 除髂外淋巴结转移外，还转移至 N_{1a} 包含的淋巴结（腹股沟淋巴结、直肠系膜淋巴结、髂内淋巴结）中任意一个。

远处转移（M）：

M_0. 无远隔转移；

M_1. 有远隔转移。

二、临床分期与治疗方针

提高生存率、控制局部复发和并发症、降低手术侵袭、保存脏器功能是外科的治疗目标。治疗方针依据术前和术中所见，以及有无淋巴结转移及肿瘤的肠壁浸润深度决定（基于临床分期选择）。

（一）临床分期 0~Ⅲ期的治疗方针

1. 内镜治疗

无淋巴结转移且能够完整切除的早期病灶是进行局部切除的前提。经肛门局部切除是经典的手术方法，适用于齿状线位置的肛管内病变。医疗器械和医疗技术的进步，使内镜下切除成为目前主要治疗手段，如内镜黏膜切除术（endoscopic mucosal resection，EMR）、内镜黏膜下剥离术（endoscopic submucosal dissection，ESD）、TEM 和经肛内镜微创手术（minimally invasive transanal surgery，TAMIS），内镜下切除是针对黏膜内癌和轻度浸润黏膜下层癌的治疗方法。

2. 手术治疗

手术治疗的适应证包括癌细胞浸润到黏膜下深层，疑有淋巴结转移，内镜治疗后出现出血、穿孔等并发症以及标本病理学检查发现需要追加切除等。对于可治愈性的进展期直肠癌，TME 中 CRM 阴性和远端切缘（distal margin，DM）阴性对预后是极为重要的。

淋巴结清扫一般采用如下基本原则。pT_{is} 因为不伴有淋巴结转移，cT_{is} 病例手术方式选择肠管切除，不进行淋巴结清扫或限于 D1。pT_1 癌时，肠旁淋巴结、中间淋巴结转移概率为 10%，cT_1 时应选择 D2 淋巴结清扫。cT_2 时，主淋巴结转移概率为 1%，因此可选择 D2 或 D3 清扫。cT_3、cT_{4a}、cT_{4b} 应选择 D3 清扫。术前诊断有淋巴结转移时，应行 D3 清扫。侧方淋巴结清扫术主要适用于腹膜反折以下部位 T_3 以深进展期癌。

腹腔镜手术具有低侵袭性和扩大术野的优势，能够做到精细解剖、减少出血和神经损伤。确保 CRM 阴性是保证直肠癌切除手术效果的重要手段。

（二）临床分期Ⅳ期的治疗原则

原发灶和转移灶中具备切除条件者应予以切除治疗；如原发灶不能切除，则转移灶不做切除；转移灶不能切除，原发灶可切除时，取决于原发灶的影响程度。

参 考 文 献

［1］ MILES W E.A methed of performing abdomino-perineal excision for carcinoma of the rectum and of the terminal portion of the pelvic colon（1908）［J］. CA Cancer J Clin,1971,21（6）:361-364.

［2］ BEBENEK M. Abdominosacral amputation of the rectum for low rectal cancers:ten years of experience［J］. Ann Surg Oncol, 2009,16（8）:2211-2217.

［3］ DIXON C F. Anterior resection for malignant lesion of the upper part of the rectum and lower part of the sigmoid［J］. Ann Surg, 1948,128（3）:425-442.

［4］ PARKS A G. Transanal technique in low rectal anastomosis［J］. Proc Roy Soc Med,1972,65（11）:975-976.

［5］ SCHIESSEL R,KARNER-HANUSCH J,HERBST F,et al. Intersphincteric resection for low rectal tumors［J］. Br J Surg, 1994,81（9）:1376-1378.

［6］ RULLIER E,ZERBIB F,LAURENT C,et al. Intersphincteric resection with excision of internal anal sphincter for conservative treatment of very low rectal cancer［J］. Dis Colon Rectum,1999,42（9）:1168-1175.

［7］ COHEN Z,NLYERS E,LANGER B,et al. Double stapling technique for low anterior resection［J］. Dis Colon Rectum,1983, 26（4）:231-235.

［8］ 仙波嘉清.直腸淋巴管系に関する解剖学的研究［J］.福岡医科大学誌,1927,20:1213-1268.

［9］ FUJITA S,AKASU T,MIZUSAWA J,et al. Postoperative morbidity and mortality after mesorectal excision with and without lateral lymph node dissection for clinical stage Ⅱ or stage Ⅲ lower rectal cancer（JCOG0212）:results from a multicentre, randomized controlled,non-inferiority trial［J］. Lancet Oncol,2012,13（6）:616-621.

［10］ HEALD R J,HUSBAND E M,RYALL R D. The mesorectum in rectal cancer surgery the clue to pelvic recurrence？［J］. Br J Surg,1982,69（10）:613-616.

［11］ ADAM I J,MOHAMDEE M O,MARTIN I G,et al. Role of circumferential margin involvement in the local recurrence of rectal cancer［J］.Lancet,1994,344（8924）:707-711.

［12］ JEONG S Y,PARK J W,NAM B H,et al. Open versus laparoscopic surgery for mid-rectal or low-rectal cancer after neoadjuvant chemoradiotherapy（COREAN trial）:survival outcomes of an open-label,non-inferiority,randomized controlled trial［J］. Lancet Oncol,2014,15（7）:767-774.

［13］ REIBETANZ J,GERMER C T. Laparoscopic versus open surgery for cancer:results after 3 years of the COLOR Ⅱ study［J］. Chirurg,2015,86（8）:802.

［14］ BUESS G,HUTTERER F,THEISS J,et al. A system for a transanal endoscopic rectum operation［J］.Chirurg,1984,55（10）: 677-680.

［15］ MARKS J H,MONTENEGRO G A,SALEM J F,et al. Transanal TATA/TME:a case-matched study of taTME versus laparoscopic TME surgery for rectal cancer［J］. Tech Coloproctol,2016,2（7）:467-472.

［16］ PARK E J,CHO M S,BAEK S J,et al. Long-team oncologic outcomes of robotic low anterior resection for rectal cancer:a comparative study with laparoscopic surgery［J］. Ann Surg,2015,261（1）:129-137.

［17］ DUKES C E. Classification of cancer of the rectum［J］. J Path & Bact,1932,35:323-332.

［18］ DUKES C E,BUSSEY H J R. The spread of rectal cancer and its effect on prognosis［J］. Br J Surg,1958,12（3）:309-320.

［19］ DOLL R. The Pierre Denoix Memorial Lecture:nature and nature in the control of cancer［J］.Eur J Cancer,1999,35（1）:16-23.

［20］ 大腸癌研究会（編）.大腸癌取り扱い規約［M］.9版.东京:金原出版,2018.

第二章

直肠解剖和磁共振成像

第一节　直肠肛管的基本构造

一、直肠肛管的划分

直肠长度为15~20cm，分成上、中、下三段。其中距肛缘0~6cm部分为下段，系腹膜外器官；7~11cm为中段，前方有腹膜覆盖；12~15cm为上段，系腹膜间位器官。

日本《大肠癌处理规约》分期标准如下：直肠乙状结肠移行部（Rs），为骶骨岬高度到第2骶椎；上段直肠（Ra），为第2骶椎下缘到腹膜反折；下段直肠（Rb），为腹膜反折到耻骨直肠肌附着部；下段直肠至肛门部为肛管（P），即耻骨直肠肌上缘至肛缘。直肠上段沿着骶骨和尾骨盆腔面形成后凸的弯曲，即直肠骶曲，再绕过尾骨尖转向前方形成会阴曲，此部位由耻骨直肠肌悬韧带牵拉成角而成，此处为肛管直肠交界。

直肠黏膜面的Houston瓣膜，是由黏膜和环形肌形成的横行皱襞，通常包括三部分，直肠和乙状结肠交接处为上方直肠横襞，距肛门11cm，位于左侧，中段直肠横襞（Kohlrausch瓣膜），较为恒定，位于直肠右侧距肛门7.5cm处，下部直肠横襞距肛门5cm，位于左侧。

二、肛管的基本构造

肛管指耻骨直肠肌附着部上缘至肛缘的部分，其环周由外括约肌（随意肌）、内括约肌和直肠纵行肌（不随意肌）构成。

肛管胚胎发生学的界限是从肛缘到齿状线。肛管上部有纵行皱襞，形成肛柱，上方是直肠与肛门移行部，也称为肛门直肠线（又称Herrmann线），即肛柱上端连接的横线，相当于耻骨直肠肌附着部上缘。下方是肛门瓣，肛门瓣下方连续的不规则线为齿状线。齿状线在肛缘上方2cm处，大约是内括约肌中央部位，齿状线下方是体神经支配的肌肉，存在痛觉。

外科肛管是Herrmann线到肛缘的部分，括约肌间沟（Hilton线）是由内括约肌下端和外括约肌皮下部形成的凹陷，位于距肛门缘1cm处。此部位至由直肠耻骨肌形成的肛门直肠环2.5~3.5cm，即外科肛管，用以维系肛门功能（图2-1）。

肛门外括约肌是体神经支配的骨骼肌，由可持续紧张的肌纤维构成，支配神经损伤会破坏肛门外括约肌功能，造成肛门关闭不全。肛门外括约肌分成皮下部、浅部和深部。皮下部具有关闭肛门作用。浅部呈带状，强劲有力，从肛门前方紧紧捆住肛管。深部呈环形，围绕肛门上部，与耻骨直肠肌成为一体（图2-1）。

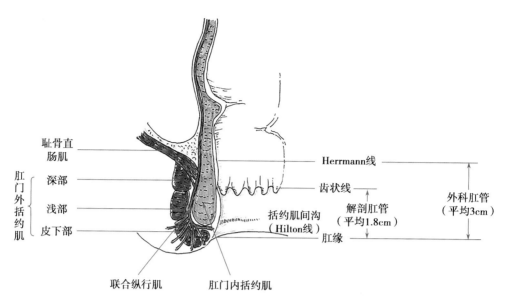

图 2-1　肛管解剖示意图（冠状位）

　　内括约肌是直肠内轮状肌的延续,位于肛门肥厚部分,厚度 1.5~3.5mm,长度 2~5mm。内括约肌由自主神经支配,交感神经维持收缩,副交感神经抑制收缩,静息状态持续关闭肛管,其收缩作用占肛门静息压的 80%。肌组织多数终止于内括约肌下端,少部分贯穿内括约肌形成黏膜,支持韧带;还有少部分,贯通外括约肌皮下部至坐骨肛门窝脂肪组织,与皮肤强劲附着以防止肛管脱出。另外,括约肌间沟形成黏膜的支持韧带,贯穿皮下部的纵行肌纤维与胶原纤维持续上行,附着在尾骨背侧面,形成肛门尾骨韧带,参与肛管长度调节和肛门收缩。肛门上皮下方的平滑肌被称为肛管黏膜下肌(又称 Treitz 肌),发挥固定肛门皮下静脉丛的肛垫功能。

　　联合纵行肌是内外括约肌间的纵行肌肉组织,是直肠外纵行肌的延续。肛管上方纵行肌的肌纤维延伸至肛提肌中,联合纵行肌前侧面与肛提肌紧密附着,附着处上方即神经血管束(neurovascular bundle,NVB)直肠支。联合纵行肌的侧面与一部分肛提肌的肌纤维是相互连接的,两肌束连接部下方至齿状线存在间隙,呈分离状态。在肛管后方联合纵行肌延伸至肛提肌肌纤维间,下方无附着,走行于外括约肌下。纵行肌肌纤维位于肛管上缘正中,向前延伸至直肠尿道肌,其后方为直肠尾骨韧带(hiatal ligament)(图 2-2)。最终在肛门周围形成放射状分布的纤维性肌组织。

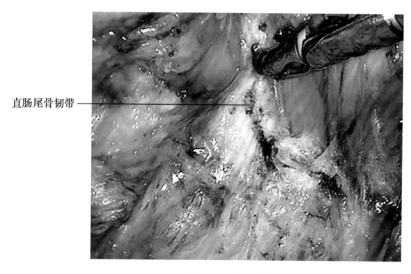

图 2-2　直肠尾骨韧带

肛提肌是由耻骨直肠肌、耻骨尾骨肌和髂骨尾骨肌构成的肌肉群总称。

直肠尿道肌是肛管周围特有的解剖结构,在肛管正前方,其范围由前列腺下缘至外括约肌上缘、左右可达耻骨直肠肌,位于直肠与尿道括约肌之间,也称会阴中心腱(会阴体),其连接骨盆底、会阴、尿道、生殖器和直肠。直肠尿道肌是平滑肌组织,其内有下腹下丛分支还有参与勃起的阴茎海绵体神经。耻骨直肠肌起自耻骨后方,呈环状绕过肛管向前方牵引(图2-3A)。在肛管上缘,耻骨直肠肌水平层面直肠纵行肌的肌纤维与耻骨直肠肌交错存在(图2-3B)。在后方,直肠纵行肌的平滑肌纤维沿肛提肌向尾骨延伸,形成韧带状结构,即直肠尾骨韧带。

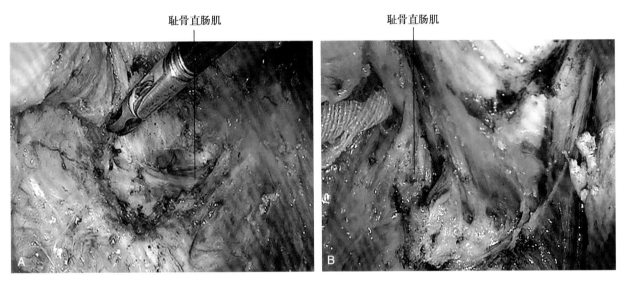

图2-3 肛管上缘耻骨直肠肌解剖
A. 耻骨直肠肌环绕肛管;B. 直肠纵行肌纤维与耻骨直肠肌交错存在。

第二节 直肠血管的分布

一、肠系膜下动脉及分支

肠系膜下动脉(inferior mesenteric artery,IMA)起始于腹主动脉,位置相当于十二指肠C部下方1~3cm,髂总动脉分叉部上方2.5~4cm,IMA的分支有左结肠动脉(left colic artery,LCA)、3~4支乙状结肠动脉(sigmoid artery,SA)和直肠上动脉(superior rectal artery,SRA)(图2-4)。LCA在肠系膜下动脉根部

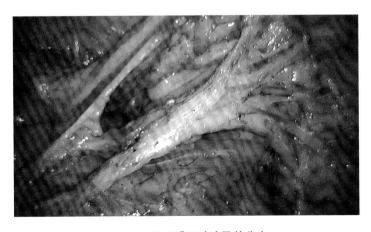

图2-4 肠系膜下动脉及其分支

2~4cm 处发出。IMA 的分支形态变异甚多,Griffiths 按照肠系膜下动脉分支形态特点,将其分成六种类型,S_1、S_2、S_3 独立由 IMA 分出的为 36%;LCA 发出 S_1 的为 30%;LCA 发出 S_1、S_2 的为 15%;LCA 与 S_1 共干的为 5%;LCA 缺如的为 6%;S_1、S_2 共干,S_3 缺如的为 8%。图 2-5 是 CT 血管成像技术下 IMA 的分类及各类型的比例数据。

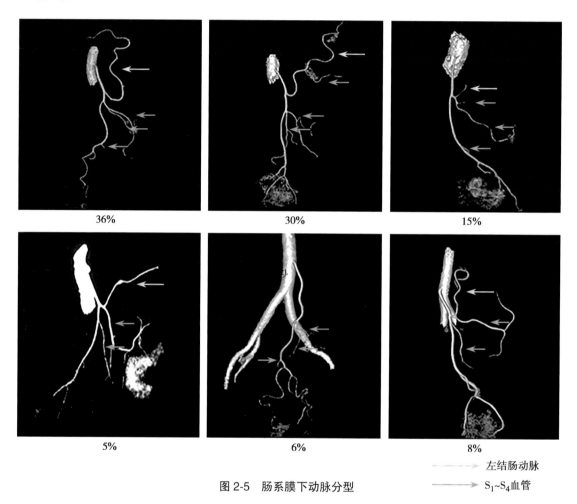

| 36% | 30% | 15% |
| 5% | 6% | 8% |

⟶ 左结肠动脉

⟶ S_1~S_4血管

图 2-5　肠系膜下动脉分型

直肠静脉和乙状结肠静脉汇入肠系膜下静脉,肠系膜下静脉在上行过程中接受左结肠静脉血流。肠系膜下静脉并不与肠系膜下动脉并行,沿着肠系膜下动脉的左侧 2~3cm 上行,在胰腺的后方汇入脾静脉(图 2-6)。

二、直肠中动脉解剖

直肠血供包括直肠上动脉(superior rectal artery,SRA)、直肠中动脉(middle rectal artery,MRA)和直肠下动脉(inferior rectal artery,IRA)。

直肠上动脉是直肠主要供血动脉,发生率为100%。在直肠上段分成 3 支,末梢止于齿状线上4cm(平均),由直肠壁外进入壁内,在黏膜下层屈曲走行至肛管(图 2-7)。直肠下动脉起于阴部内动脉分支,经坐骨肛门窝,贯穿外括约肌进入直肠壁内。SRA 与 IRA 在直肠肛管黏膜下层相互交通,从而构成直肠肛管的主要血液供应。

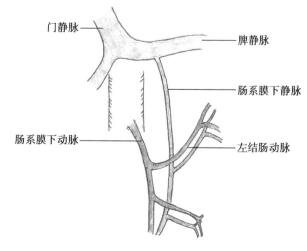

门静脉

脾静脉

肠系膜下静脉

肠系膜下动脉

左结肠动脉

图 2-6　肠系膜下静脉解剖示意图

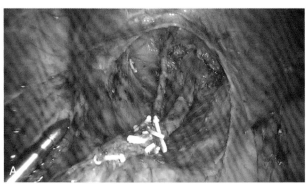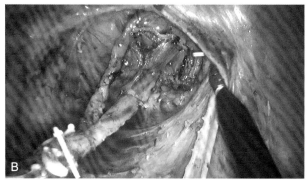

图 2-7 直肠上动脉主干及分支

A. 直肠上动脉在直肠上段分支；B. 直肠上动脉末梢止于下段直肠。

直肠中动脉起于髂内动脉分支，发生率为 12%~97%。血管直径为 1.0~2.5mm。MRA 走行于腹膜反折以下的小骨盆内，贯穿直肠深筋膜进入直肠（图 2-8）。MRA 走行变异较多，且不贯穿下腹下丛，而从直肠前外侧进入直肠系膜的情况多见。Jone 研究认为从侧后方进入直肠系膜的占 25%，前方的占 5%。Sato 认为侧后方的占 22%。Boxall 和 Nano 的研究认为 84%~95% 的 MRA 从侧韧带、肛门侧和前侧方与前列腺动脉共干，注入直肠是 MRA 的主要走行形态。

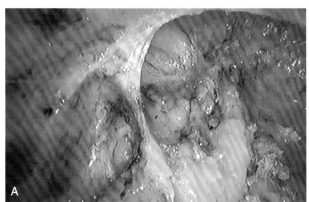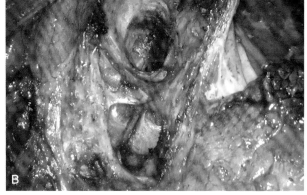

图 2-8 直肠中动脉解剖

A. 直肠中动脉止于直肠；B. 直肠中动脉与下腹下丛。

直肠中动脉是构成侧方淋巴引流的主要途径，还是骨盆内唯一贯通直肠深筋膜进入直肠系膜内的血管。

第三节 直肠淋巴系统

一、直肠壁内淋巴系统

消化道管壁是由黏膜、黏膜下层、肌层、浆膜下层和浆膜构成，直肠也是同样。在直肠黏膜的固有层内，腺管间具有毛细淋巴管，其彼此吻合，在固有层深部形成毛细淋巴管网。毛细淋巴管穿过黏膜肌板，进入黏膜下层淋巴管。黏膜下层、固有肌层、浆膜下层形成淋巴管网，组成集合淋巴管延伸至肠管壁外淋巴结，此段淋巴管具有瓣膜状结构，能够防止淋巴液的逆流。

直肠壁内的淋巴引流以直小血管为中心,形成分段网络,也正是此解剖学结构特点限制了癌细胞的直肠壁内侵入范围。Black的研究证实,在直肠癌切除病例中,未发现肠管内癌细胞侵入范围超过4cm者。

齿状线以上淋巴管向上进入直肠上淋巴结,向内进入髂内淋巴结,齿状线以下肛管淋巴管向下进入腹股沟浅淋巴结,但其间有丰富的淋巴管网交通。

二、直肠壁外淋巴系统

直肠壁外淋巴管伴随着支配直肠的动脉(直肠上动脉、直肠中动脉、直肠下动脉)。因此,直肠壁外淋巴系统也以此进行分类,分成沿肠系膜下动脉向上方的淋巴引流系统;沿直肠中动脉向侧方引流和向下方的淋巴引流系统。此分期是基于Grinnel在1942年的研究基础,Blair在1950年将其研究系统化,划分成上述三条途径。此分期模型也为直肠淋巴结的分期奠定了基础,直肠淋巴结至今沿用此分期系统。

(一) 向上方的淋巴引流系统

向上方的淋巴引流是直肠主要的淋巴引流途径。直肠壁内淋巴引流至直肠旁淋巴结,其后沿着直肠上动脉、肠系膜下动脉上行,在肠系膜下动脉根部呈放射状汇入腹主动脉周围淋巴结。肠系膜下动脉根部淋巴引流至腹主动脉周围淋巴结主要有4条径路(上、下、左、右途径)。右侧注入腹主动脉和下腔静脉之间淋巴结,左侧注入腹主动脉外侧淋巴结,即最发达的一群淋巴结。左侧髂总动脉外侧淋巴结、腹主动脉分叉部淋巴结、肠系膜下动脉淋巴结均汇入腹主动脉旁淋巴结,以上为临床上转移发生频率最高的淋巴结。上方和下方淋巴引流系统借助腹主动脉前方淋巴结,与腹主动脉下腔静脉之间淋巴结、腹主动脉外侧淋巴结联系。

(二) 侧方淋巴引流系统

直肠中下段的壁外淋巴引流系统中,除了向上方引流外,侧方引流也是重要的淋巴引流系统。侧方淋巴引流系统通常分为三个径路,以泌尿生殖器为源头,沿髂内血管的腹侧淋巴引流途径;沿直肠中动脉贯通下腹下丛的外侧淋巴引流途径;沿骶外侧动脉和骶正中动脉的背侧淋巴引流途径。

骨盆内脏发出的淋巴管汇集到髂内动脉周围时,显现出一定的侧重倾向,前方脏器在髂内动脉腹侧,后方脏器在背侧走行。腹侧的淋巴管沿着膀胱上、下动脉,神经血管束(NVB),子宫动脉和阴道动脉走行、引流。此部分淋巴引流量丰富,沿膀胱上动脉淋巴管直接汇入髂内动脉间淋巴结。

外侧淋巴引流沿侧韧带和其中直肠中动脉走行的淋巴管途径,侧韧带是以自主神经直肠支为主的结构。另外,据报道直肠中动脉的发生率为8.39%~95.3%,如此大的差异是由其定义所致,若以直肠上和直肠下之间存在的血管为中动脉,则其发生率高,但实际上贯通下腹下丛,在侧韧带中心存在的直肠中动脉,其出现频率极低。因此,外侧淋巴引流沿下腹下丛和周围的外侧淋巴管,跨越髂内动静脉直接至闭孔区域淋巴结。

沿骶外侧动脉和骶正中动脉走行的右侧淋巴引流,不是主要引流方式。

(三) 向下方的淋巴引流系统

肛管和周围皮肤的淋巴引流方向是从会阴部的皮下向腹股沟浅淋巴结。肛周的淋巴管发达而且淋巴引流量丰富。腹股沟浅淋巴结的淋巴引流与腹股沟深淋巴结以及髂血管淋巴结交通。

三、腹主动脉周围淋巴结

(一) 腹主动脉周围淋巴结的分类

日本胃癌研究会的第12版《胃癌处理规约》将腹主动脉周围淋巴结按照腹主动脉纵行方向分成16a1、16a2、16b1、16b2。按照淋巴结与腹主动脉的位置关系,又将其分成腹主动脉前方淋巴结、下腔静脉前淋巴结、腹主动脉下腔静脉间淋巴结、腹主动脉侧方淋巴结、下腔静脉侧方淋巴结、腹主动脉后淋巴结、下腔静脉后淋巴结。

（二）腹主动脉周围淋巴结的汇集途径

源自肠系膜下动脉淋巴系统的路径：由肠系膜下动脉根部直接流入腹主动脉侧方淋巴结；由腹主动脉前方淋巴结流入腹主动脉下腔静脉间淋巴结；由从肠系膜下动脉根部向尾侧流入腹主动脉分叉部的腹主动脉前方淋巴结（图 2-9）。

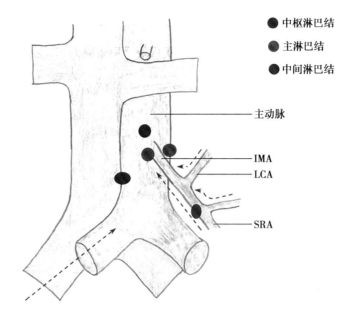

图 2-9　中枢淋巴结、主淋巴结、中间淋巴结
IMA. 肠系膜下动脉；LCA. 左结肠动脉；SRA. 直肠上动脉。箭头为淋巴流向。

还有两种短捷途径，一是从乙状结肠动脉起始部的淋巴结直接流入肠系膜下动脉根部和腹主动脉分叉部的腹主动脉前方淋巴结；二是从直肠上动脉起始部的淋巴结直接流入腹主动脉下腔静脉间淋巴结。

髂总动脉周围淋巴系统的路径：髂总动脉外侧以及右侧淋巴引流至下腔静脉侧方淋巴结，左侧部分流入腹主动脉侧方淋巴结。髂总动脉内侧淋巴引流多数流入髂动脉分叉部的淋巴结，其后横跨髂外动脉，经腹主动脉侧方淋巴结和下腔静脉侧方淋巴结流入腹主动脉分叉下淋巴结，由此形成到腹主动脉侧方淋巴结、腹主动脉前方淋巴结、腹主动脉下腔静脉间淋巴结路径（图 2-10）。

四、直肠淋巴结

（一）直肠的区域划分

结直肠分成 8 个区域，包括结肠、直肠和肛管（P）。直肠分为直肠乙状结肠交界部（Rs）、上段直肠（Ra）、下段直肠（Rb）。

（二）直肠淋巴结分类

1. 肠管旁淋巴结　肠管旁淋巴结包括结肠壁上淋巴结、沿边缘动脉分布的淋巴结、沿乙状结肠动脉最下支分布的淋巴结［即结肠旁淋巴结，No.231，No.241（No.241-1、No.241-2、No.241-3、No.241-4）］，以及沿直肠上动脉的淋巴结（即直肠旁淋巴结，No.251）。

2. 中间淋巴结　中间淋巴结是从降结肠至乙状结肠，由左结肠动脉起始部到乙状结肠动脉最下支起始部的肠系膜下动脉淋巴结。包括左结肠淋巴结（No.232），乙状结肠淋巴结［No.242（No.242-1、No.242-2）］，肠系膜干淋巴结（No.252）。

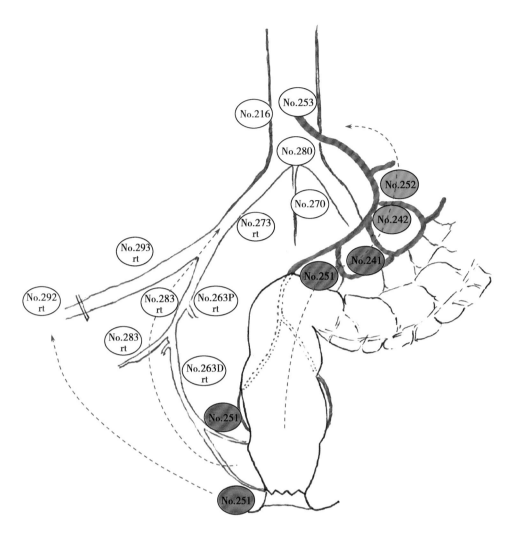

图 2-10 直肠淋巴结及淋巴流向

3. 中央淋巴结 中央淋巴结是始于肠系膜下动脉根部到左结肠动脉起始部这一区域内沿肠系膜下动脉分布的淋巴结（No.253）。髂内动脉系包括沿直肠中动脉分布的淋巴结、骨盆神经内侧淋巴结以及直肠旁淋巴结（No.251）。

4. 中枢淋巴结 中枢淋巴结是沿腹主动脉分布的淋巴结，即腹主动脉周围淋巴结（No.216）。

（三）直肠区域淋巴结

直肠区域淋巴结包括中央淋巴结（No.253）、中间淋巴结（No.252）。当肿瘤位于 Rs、Ra 时，远端清扫范围距肿瘤下缘 3cm 范围的淋巴结；当肿瘤 Rb 时，清扫到肿瘤远端 2cm 范围的淋巴结。但是，从肿瘤上缘到乙状结肠动脉最下支注入点的距离未满 10cm 时，清扫到 10cm 范围的淋巴结。

五、侧方淋巴结

（一）髂血管系

该区域淋巴结沿髂内动脉和闭孔神经及闭孔动脉周围分布，包括髂内动脉中枢淋巴结（No.263P）、髂内动脉末梢淋巴结（No.263D）、闭孔淋巴结（No.283），沿髂总动脉和髂外动脉分布的淋巴结包括髂总淋巴结（No.273）、髂外淋巴结（No.293）（图 2-11）。

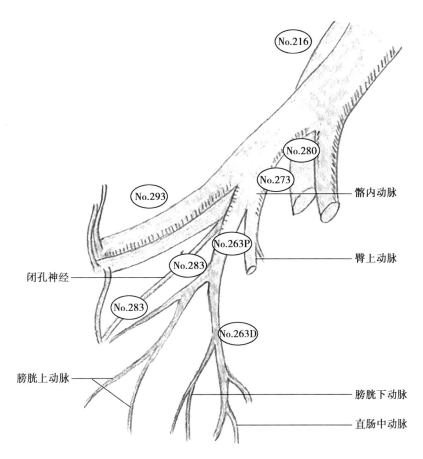

图 2-11　侧方淋巴结分布示意图

（二）其他淋巴结

其他淋巴结有骶外侧淋巴结（No.260）、骶正中淋巴结（No.270）、腹主动脉分叉部淋巴结（No.280）、腹股沟淋巴结（No.292）。

第四节　筋膜系统解剖

一、直肠周围间隙与骨盆内筋膜

骨盆内筋膜是构成骨盆腔的重要结构和支撑体系。盆腔内脏与骨盆壁之间部分在解剖学上能够划为：构成骨盆壁的壁侧骨盆内筋膜，覆盖包裹盆腔内脏的脏侧骨盆内筋膜，其间有围绕、贯通两层筋膜的血管。神经的筋膜系统与直肠固有筋膜在直肠周围形成间隙（图 2-12）。

（一）骨盆内筋膜的基本构成

1. 壁侧骨盆内筋膜　壁侧骨盆内筋膜是骨盆壁的筋膜，覆盖髂内血管系统的壁侧支（髂内动脉、闭孔动脉、骶正中动脉、上/下臀动脉）和直肠后的骶正中血管。壁侧骨盆内筋膜是位于腹下神经背侧的筋膜，其外侧覆盖骶神经和肛提肌，内侧与腹下神经前筋膜共同覆盖下腹下丛。

2. 脏侧骨盆内筋膜　脏侧骨盆内筋膜是包绕骨盆内脏器的筋膜，如直肠深筋膜、膀胱筋膜、子宫筋膜。直肠深筋膜是包裹直肠和系膜内结构（脂肪组织、血管、淋巴管、神经）的薄层膜状结构。有研究指出

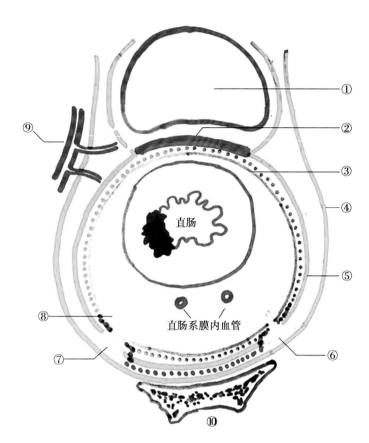

① 前列腺 ② 迪氏筋膜 ③ 直肠固有筋膜 ④ 壁层骨盆筋膜 ⑤ 腹下神经前筋膜

A ⑥ 右腹下神经 ⑦ 左腹下神经 ⑧ 直肠支 ⑨ 神经血管束 ⑩ 骶骨

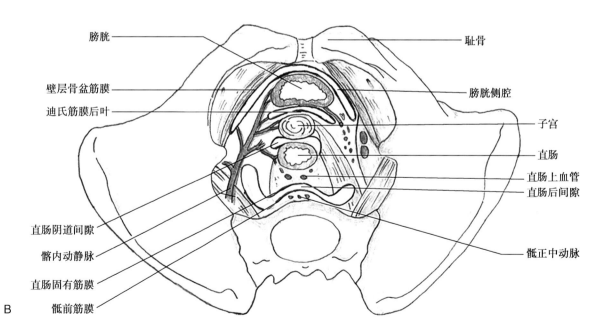

图 2-12 直肠周围间隙与骨盆筋膜

A. 直肠周围筋膜及手术入路模式图（男性）；B. 盆腔直肠周围解剖关系（女性）。

脏侧骨盆内筋膜附着于骨盆底肛提肌腱弓部,折返作为壁侧骨盆内筋膜覆盖肛提肌,而非一直延续到肛管上缘。腹膜反折部以下的肛提肌上间隙是由头侧的S_4下端、背侧的壁侧骨盆内筋膜、侧方的神经血管束、肛提肌、尾侧的肛管上缘形成的空间,此间隙是肛管上缘的重要解剖学标志及途径。

3. 腹下神经前筋膜 腹下神经前筋膜也称后腹膜筋膜或输尿管腹下神经筋膜,存在于直肠深筋膜与腹下神经之间(图 2-13)。是肾筋膜前叶的延续,覆盖腹下神经的腹侧和下腹下丛,为下腹下丛与直肠深筋膜的界限,与迪氏筋膜筋膜(Denonvillier's fascia,DVF,腹膜会阴筋膜)外侧连续。

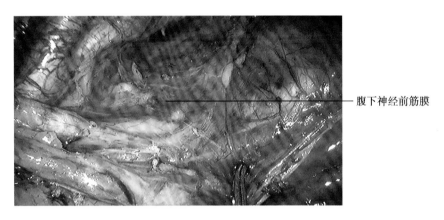

—— 腹下神经前筋膜

图 2-13 腹下神经前筋膜

(二)直肠周围间隙及筋膜

1. 直肠后间隙及筋膜 直肠后间隙是由覆盖在骨盆腔骶尾骨前的壁层盆内筋膜(骶前筋膜)与直肠深筋膜构成的间隙,外侧为梨状肌筋膜侧韧带,下方为直肠骶骨筋膜(图 2-14)。直肠骶骨筋膜是直肠后间隙的重要结构,是腹膜反折部骨盆后壁(第 3、第 4 骶椎水平)骶前筋膜前方与直肠深筋膜之间存在的膜状结缔组织结构,也称之为 Waldeyer 筋膜或后方韧带,曾被称为直肠后方韧带。此处也是直肠深筋膜和腹下神经前筋膜交会之处,该解剖学结构特点在 TME 术中应予以注意,肛侧入路时不离断直肠骶骨筋膜则无法抵达直肠后间隙。向骶尾部剥离直肠骶骨筋膜时,若误将骶前筋膜切开,则易损伤骶骨前血管。

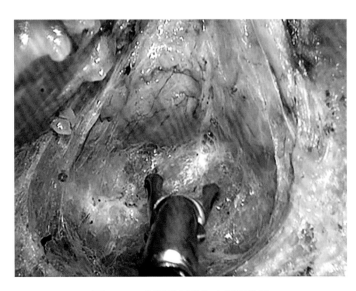

图 2-14 直肠后间隙和直肠深筋膜

2. 直肠前间隙及筋膜　腹膜反折以下直肠前间隙主要围绕DVF形成。DVF和脏侧骨盆内筋膜覆盖包绕的前列腺、精囊（阴道）、直肠之间形成两个潜在间隙，即前列腺后间隙（或阴道后间隙）和直肠前间隙。DVF在直肠膀胱陷凹向下和两侧伸展，在腹膜反折下方，位于直肠深筋膜的前方，向下方延续至会阴体，两侧伸展在外侧分成数枚膜结构，最内侧的膜与腹下神经前筋膜连续（图2-15）。

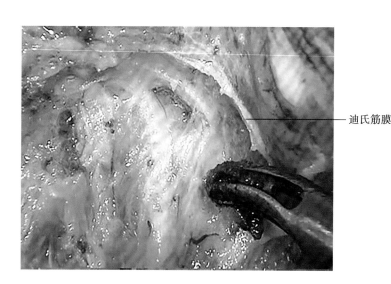

— 迪氏筋膜

图2-15　直肠前间隙与迪氏筋膜

双击电凝操作部位即为直肠前间隙。

　　DVF是法国学者Charles-pierre Denonvillier在1836年提出的解剖学概念。其位于精囊、前列腺和直肠之间，也称之直肠膀胱中隔（男性）和直肠生殖中隔（女性）。DVF的起源有胚胎期腹膜鞘突两层融合学说、胎生期直肠膀胱间间叶组织凝聚形成学说以及脏壁层骨盆内筋膜融合学说等观点。

　　上述的筋膜层次是手术剥离层面的解剖学基础，可根据需要选择相应的手术解剖层面。直肠深筋膜层、神经前浅层、神经后方层面都是不同手术可选择的剥离层面。

　　（三）侧方区域与筋膜的解剖

　　侧方区域由骨盆侧壁的血管、神经、淋巴系统以复杂的解剖结构组成，是骨盆髂内血管内脏支、下腹下丛内脏支与盆腔内脏器存在的间隙。Pernkop称之为脉管神经诱导板。侧方区域中有输尿管、淋巴结、结缔组织、侧方韧带、子宫韧带等组织结构。日本学者佐藤指出包裹腹膜后脏器及血管、神经的肾筋膜在骨盆内呈分叶状构造，在骨盆内腹侧的肾筋膜前叶移行成为骨盆内侧的腹下神经前筋膜，背侧的肾筋膜后叶移行成为骨盆外侧的膀胱下腹筋膜。此两层筋膜包裹下腹下丛和髂内血管脏侧支。并延伸至骨盆底部，包裹骨盆内脏器，构成骨盆内筋膜，附着于肛提肌腱弓和外侧前列腺韧带。

　　1. 膀胱腹下筋膜　膀胱腹下筋膜是覆盖膀胱外侧、髂内血管和其内脏支的筋膜，是肾筋膜后叶的延续（图2-16）。肾筋膜后叶在骨盆内形成脏侧骨盆内筋膜外侧面；在髂内动脉至膀胱侧面，即膀胱上动脉到膀胱下动脉和膀胱神经支伴行部位肾筋膜后叶移行成为膀胱腹下筋膜。肾筋膜的前后两层膜，向尾侧延续，包裹骨盆内脏器。

　　2. 膀胱侧腔　膀胱侧腔是闭孔淋巴结（No.283）所在部位，是壁侧骨盆内筋膜的闭孔内筋膜前面和脏侧骨盆内筋膜外侧面（膀胱腹下筋膜）形成的间隙，髂内血管的壁侧支闭孔动脉、闭孔神经位于其中。膀胱侧腔最深部位的膀胱腹下筋膜附着在肛提肌腱弓，移行成为壁侧骨盆筋膜。肛提肌上间隙和膀胱侧腔的界限即肛提肌腱弓。上方是膀胱侧腔，下方为肛提肌上间隙，肛提肌上间隙头侧为 S_4 下端，背侧为壁侧骨盆内筋膜，侧方为神经血管束、肛提肌，尾侧为肛管上缘。

　　3. 筋膜与骨盆神经及神经血管束的解剖　上腹下丛分出乙状结肠分支和直肠侧分支，下行形成左右腹下神经。腹下神经被腹下神经前筋膜覆盖，在腹膜反折下的直肠外侧，腹下神经和盆内脏神经 $S_2 \sim S_4$ 骶

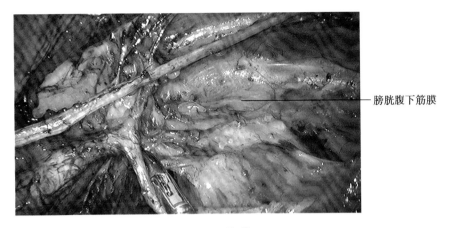

图 2-16 膀胱腹下筋膜

骨神经汇入下腹下丛,进而分出精囊、前列腺、膀胱的神经支。1985 年,Lepor 报道下腹下丛前下角向前列腺发出分支与动静脉伴行,走行在前列腺外后、直肠前外侧,且组织学研究证明该部位存在神经成分,故将其命名为神经血管束(neucrovasculer bundle,NVB)。发出的神经具有调节膀胱功能和性功能的作用,调节勃起作用的阴茎海绵体神经在 NVB 的背侧走行(图 2-17)。在前列腺底部尾侧,前列腺、DVF 和 NVB 紧密贴合,此处剥离极易损伤 DVF 内存在的神经纤维和 NVB。

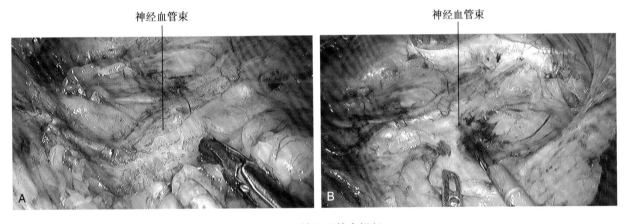

图 2-17 神经血管束解剖
A. 神经血管束向前列腺走行;B. 血管神经束与 DVF 贴合紧密。

4. 侧韧带、下腹下丛与直肠中动脉 腹膜反折下直肠和骨盆壁之间的结缔组织束为直肠侧方淋巴通路,与下腹下丛外侧的盆内脏神经和内侧下腹下丛分出的直肠支共同构成侧韧带。除下腹下丛外还含有精囊动静脉、膀胱下动静脉(较为恒定)和直肠中动脉(少见,不恒定)。直肠中动脉从侧韧带的肛门侧、前侧方与前列腺动脉共干,进入直肠。起点大部分(40%~60%)来自前列腺血管。其发自髂内动脉、阴部内动脉分支的二次分支,存在于膀胱下腹筋膜内,贯通神经血管束,从 S_4 下端分布于直肠(浅支);从末梢的阴部内动脉经 NVB 到肛管上缘下行,作为直肠中动脉的深支,尤其是从阴部内动脉至肛管上缘的膀胱下动脉高频度出现,形成向直肠侧方的主流淋巴引流。直肠中动脉在直肠癌手术中的意义:①是侧方淋巴引流的主要途径;②是骨盆内唯一贯通直肠深筋膜进入直肠系膜内的血管。TME 中,肠中动脉处理与淋巴结清扫、神经功能保存密切相关。

(四)骨盆筋膜与淋巴引流系统
输尿管腹下神经前筋膜、膀胱腹下筋膜以及壁侧骨盆内筋膜构成侧方的主要筋膜系统。其中输尿管腹下神经筋膜含有尿管和自主神经(腹下神经,盆内脏神经 S_3、S_4 以及下腹下丛)的结缔组织构成的层状结构,在侧方形成内侧面层。

直肠壶腹(即 Kohlrausch 瓣膜)的集合淋巴管汇入直肠壁内淋巴管和直肠旁淋巴结,沿着直肠上动脉、肠系膜下动脉(IMA)走行的淋巴途径,汇入 IMA 根部淋巴结,最终至腹主动脉周围淋巴结。此途径的淋巴结按照"规约"分成直肠旁淋巴结(No.251)、IMA 干淋巴结(No.252)和 IMA 根部淋巴结(No.253)。直肠上动脉全程在直肠深筋膜包裹的直肠系膜内。

侧方淋巴引流由三部分构成,即泌尿生殖系统来源的沿髂内动脉的腹侧淋巴引流;沿直肠中动脉,贯通骨盆神经的外侧淋巴引流;沿骶外侧和骶正中动脉的骶淋巴结,注入髂总淋巴结和主动脉下淋巴结的背侧淋巴引流。侧方淋巴结清扫术的区域淋巴结包括:①腹主动脉分叉、髂总、髂外动脉周围淋巴结(No.280、273、293);②闭孔淋巴结(No.283);③髂内动脉周围淋巴结(No.263:膀胱上动脉分叉部的中枢侧为 No.263P,末梢侧为 263D)。

髂内动脉在背侧分出臀上动脉,腹侧支为 No.263,髂内动脉至膀胱上动脉的分叉为 No.263P,远侧端为 No.263D。髂内动脉周围淋巴结(No.263 区域)是沿着髂内血管向泌尿生殖器分支的淋巴结,存在于类似肠系膜状的系膜区域内,即膀胱腹下筋膜的内侧面,由膀胱腹下筋膜覆盖,侧方淋巴结清扫术常将此区域含血管和淋巴结的膀胱下腹筋膜与含自主神经的输尿管腹下神经前筋膜分开,以保护输尿管腹下神经前筋膜,同时清除膀胱腹下筋膜内的淋巴结。

髂外与髂内动脉之间存在闭孔腔,外侧为骨盆壁、髂腰肌、肛提肌腱构成的侧方淋巴结区域外侧面,内侧为脐动脉索及膀胱下腹筋膜。腔内有支配内旋肌群的闭孔神经,其向髂内动静脉外侧走行,闭孔动静脉分支与闭孔神经共同从闭孔内肌内的闭孔走行出骨盆(图 2-18)。闭孔淋巴结区域(No.283 区域)外侧为壁侧骨盆筋膜;内侧为膀胱下腹筋膜;尾侧为骨盆筋膜腱弓和肛提肌腱弓;头侧为髂内外动脉分叉,

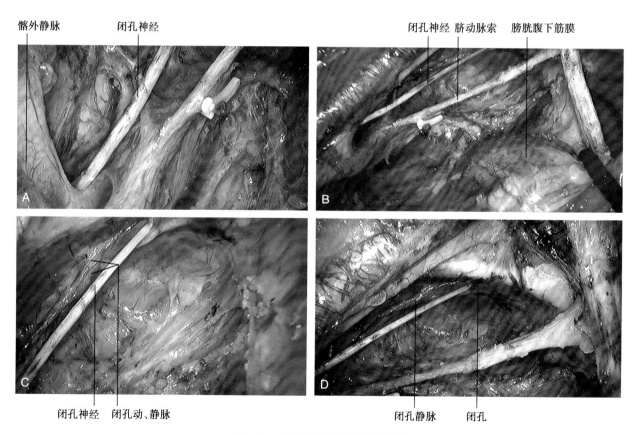

图 2-18　闭孔区域及闭孔神经解剖

A. 闭孔神经走行于髂内动脉外侧;B. 闭孔神经内侧为脐动脉索及膀胱下腹筋膜;C. 闭孔神经与闭孔动静脉伴行;D. 闭孔神经穿闭孔出骨盆。

背侧骶神经丛为界标。其内包括沿主干分出的脐动脉索、膀胱上动脉、闭孔（子宫）动脉、膀胱下动脉、阴部内动脉、臀下动脉的淋巴结。

二、盆底结构及直肠肛门周围间隙

（一）盆底结构的解剖

肛提肌是构成盆底肌肉的主要部分，由耻骨尾骨肌、耻骨直肠肌、髂骨尾骨肌组成。肛提肌前方附着于耻骨联合，后方附着于坐骨棘，侧方附着于闭孔筋膜形成的肛提肌腱弓（图 2-19）。肛门外括约肌是骨骼肌（随意肌），由皮下部、浅部、深部组成，在肛门外口呈环状围绕，构成括约肌间沟，浅部后方附着于尾骨，前方附着于会阴中心腱（图 2-20、图 2-21）。

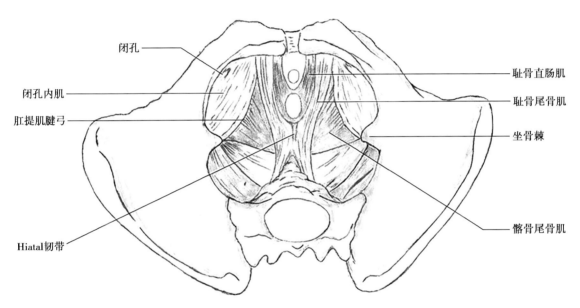

图 2-19　盆底肌的解剖示意图

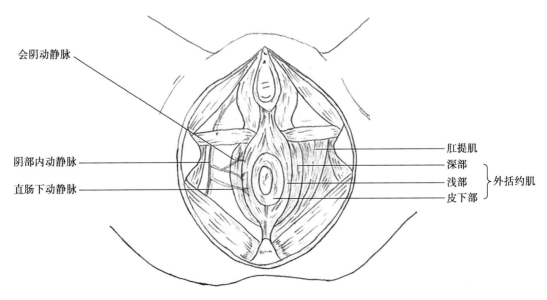

图 2-20　会阴部的解剖示意图（女性）

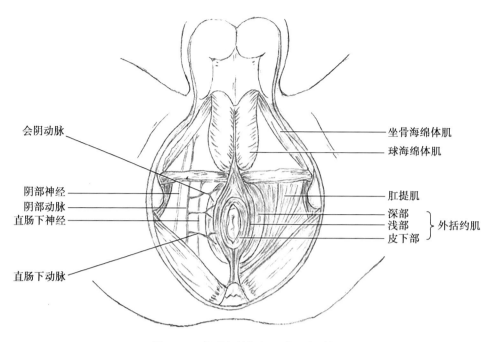

会阴动脉

阴部神经
阴部动脉
直肠下神经

直肠下动脉

坐骨海绵体肌
球海绵体肌

肛提肌
深部
浅部 } 外括约肌
皮下部

图 2-21 会阴部的解剖示意图（男性）

肛管前壁存在直肠外纵行肌和尿道外括约肌,肛管两侧与肛提肌之间存在平滑肌,下腹下丛发出的具有勃起功能的阴茎海绵体神经在平滑肌内部走行。

肛尾韧带由弹性纤维和平滑肌构成,分为浅深两层,在肛提肌腹侧连接尾骨和肛管周围筋膜。

（二）直肠肛管周围间隙

肛管直肠周围有数个组织间隙,熟悉它们有助于肛管直肠周围疾病的诊治。皮下肛周间隙指肛门缘皮肤和内括约肌、皮下外括约肌之间的间隙。黏膜下间隙指齿状线的近端黏膜和肛门内括约肌之间的间隙,内痔静脉层位于此间隙。肛门内外括约肌间隙指肛门内外括约肌间,是联合纵肌的走行部位。坐骨直肠间隙指外括约肌外侧和肛提肌尾侧之间的较大间隙。肛提肌上间隙指在肛提肌头侧,直肠壁、骨盆壁和腹膜之间的间隙。肛管后间隙指存在于肛管后方和肛提肌下方的间隙,在肛管后正中于浅、外括约肌和皮肤之间形成浅肛管后间隙,肛提肌和肛尾韧带间形成深肛管后间隙。

第五节 自主神经解剖

自主神经主要分布于平滑肌和腺体内,是调节运动、消化、吸收、分泌功能的神经。不同于支配骨骼肌的体神经,自主神经由交感神经和副交感神经构成,其特征是末梢借助于神经节由节前神经纤维和节后神经纤维组成。

一、腰内脏神经

骨盆内自主神经中,交感神经中枢位于上段腰髓侧角,副交感神经中枢位于 $S_2 \sim S_4$ 的中间带内外侧核。上段腰髓发出的神经进入交感神经干神经节,由此发出的左右腰内脏神经在肠系膜下动脉（IMA）起始部头侧和腹主动脉的前侧形成神经丛,即上腹下丛。其后绕过 IMA,在骶骨岬前侧下行 3~4cm 后,分成左右腹下神经。IMA 神经丛沿动脉分出结肠支,沿乙状结肠分布于直肠乙状结肠部（图 2-22）。

根据 IMA 根部的腰内脏神经会合形状可将其分为 4 型:IMA 直下型（22.2%）,主动脉前型（33.3%）,主动脉分叉部尾侧型（41.7%）,无合流型（2.8%）。

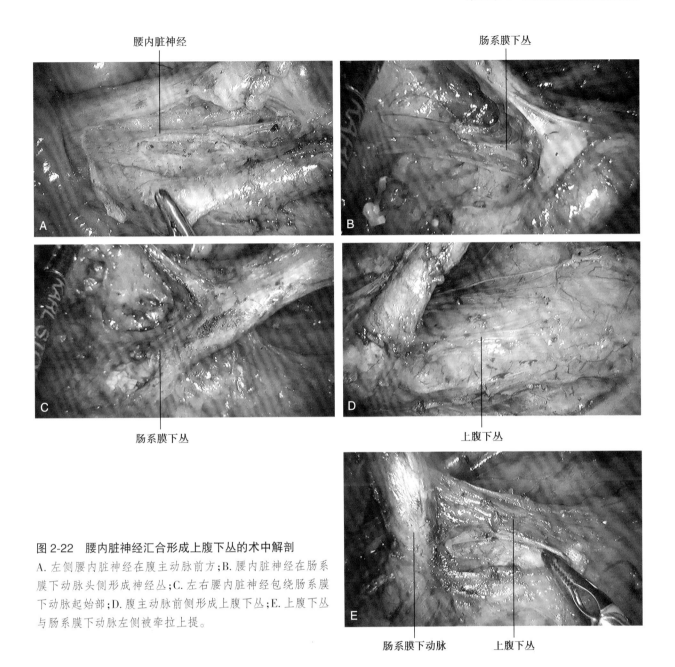

图 2-22 腰内脏神经汇合形成上腹下丛的术中解剖

A. 左侧腰内脏神经在腹主动脉前方;B. 腰内脏神经在肠系膜下动脉头侧形成神经丛;C. 左右腰内脏神经包绕肠系膜下动脉起始部;D. 腹主动脉前侧形成上腹下丛;E. 上腹下丛与肠系膜下动脉左侧被牵拉上提。

二、上腹下丛

上腹下丛分出乙状结肠支和直肠侧的分支,下行形成左右腹下神经(图 2-23)。

三、下腹下丛

交感神经系的腹下神经在腹膜反折下的直肠外侧、输尿管背侧,经直肠系膜背侧面下行,分出直肠支,在精囊侧方汇入下腹下丛。副交感神经由 $S_2 \sim S_4$ 发出后,作为盆内脏神经加入下腹下丛。盆内脏神经 $S_2 \sim S_4$ 脏侧支在直肠侧向腹侧直接汇入下腹下丛(图 2-24)。

下腹下丛前后范围约 4cm,上下范围约为 3cm,是网状神经丛。下腹下丛分出的内脏支中,直肠支分成上群和下群,上群从下腹下丛下缘的内侧发出,在腹膜反折部下方进入直肠;下群自下腹下丛的前下角及下缘发出,在肛提肌附着处上方,即齿状线稍上方进入直肠。直肠支与直肠中动脉存在于侧韧带中(图 2-25 、图 2-26)。

乙状结肠支 乙状结肠支

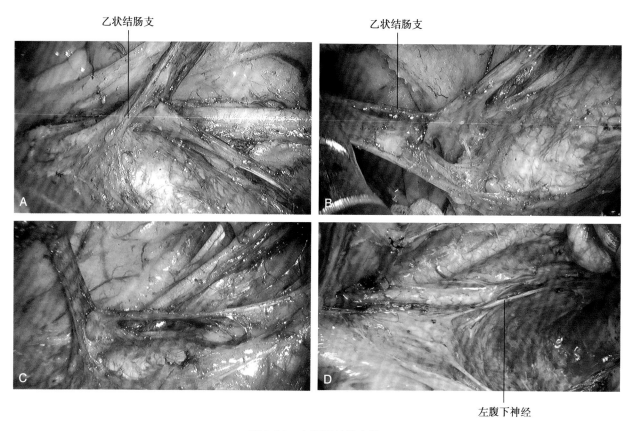

左腹下神经

图 2-23 上腹下丛的走行

A. 右侧上腹下丛发出乙状结肠支；B. 左侧上腹下丛发出乙状结肠支；C. 上腹下丛于腹主动脉前方走行；D. 上腹下丛分出左右腹下神经。

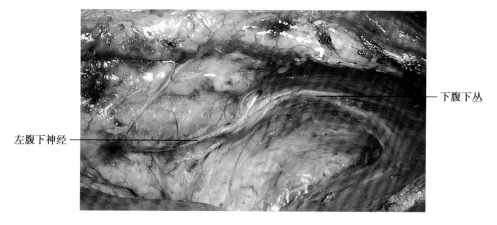

下腹下丛

左腹下神经

图 2-24 腹下神经走行

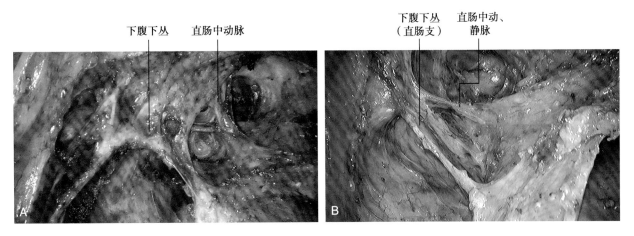

图 2-25 下腹下丛

A. 网络状下腹下丛;B. 下腹下丛直肠支和直肠中动、静脉。

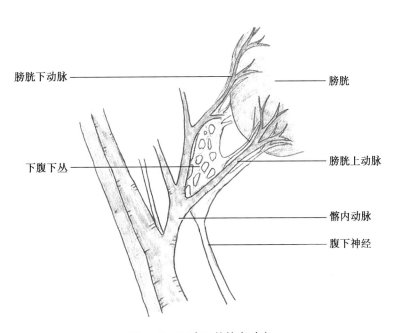

图 2-26 下腹下丛的内脏支

　　下腹下丛的 MRI 图像解剖结构如图 2-27 所示,MRI 能够观察到下腹下丛及其分支结构。

　　下腹下丛内脏支还分出精囊、前列腺和膀胱的神经支以及子宫支。内脏支支配肛提肌和肛门外括约肌,以调节排便功能;膀胱支支配内尿道括约肌,影响调控排尿功能;精囊支调节射精功能;前列腺支影响阴茎勃起。下腹下丛前下角向前列腺发出的分支与上下膀胱动静脉分叉部的动静脉伴行,在精囊外侧、前列腺外后侧走行,形成神经血管束(NVB)。$S_3 \sim S_4$ 发出的神经具有调节膀胱和性功能的作用。调节勃起作用的阴茎海绵体神经在 NVB 的背侧走行。在前列腺底部尾侧,与前列腺、DVF、NVB 紧密贴着,此处前列腺与 DVF 间的剥离极易损伤 DVF 内存在的神经纤维和 NVB(图 2-28、图 2-29)。

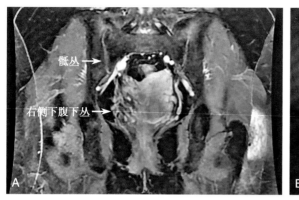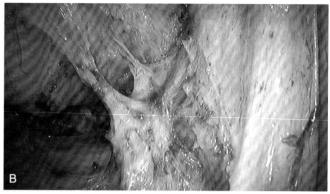

图 2-27 下腹下丛 MRI 及术中解剖示意图
A. 右侧下腹下丛核磁共振影像；B. 右侧下腹下丛术中解剖图。

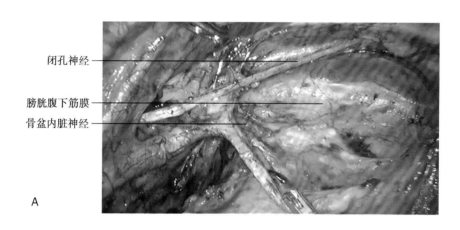

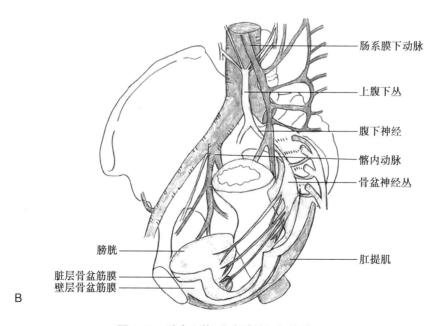

图 2-28 髂内血管、盆内脏神经与筋膜
A. 髂内血管、盆内脏神经与筋膜的解剖关系；B. 髂内血管、盆内脏神经与筋膜解剖关系。

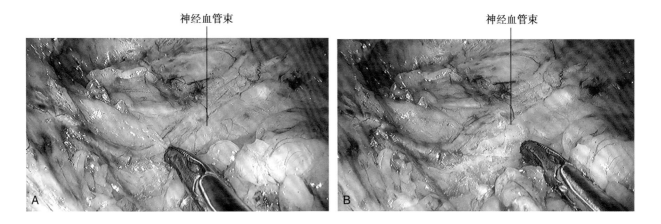

图 2-29　神经血管束的解剖

A. DVF 延续包绕神经血管束；B. 从侧方解剖显露左侧神经血管束。

四、直肠肛管神经

下腹下丛下缘内侧发出的直肠支上群，在腹膜反折下进入直肠；下腹下丛前下角发出的直肠支下群，在肛提肌附着缘上方，齿状线上方进入直肠。

肛门括约肌、联合纵行肌是由自主神经支配的不随意肌。交感神经从第 12 胸髓～第 2 腰髓发出腹下神经，副交感神经是从第 2~4 骶髓发出后汇入下腹下丛的神经纤维，两者共同经下腹下丛支配肛管。支配肛门内括约肌的自主神经多数是来自下腹下丛的直肠支下群。

骨盆出口肌（肛门外括约肌、肛提肌）由体神经支配，由骶骨神经丛下段的第 2~4 骶骨神经前支发出，受阴部神经丛支配。在骨盆的下部前方形成向会阴的神经，从坐骨大孔通过骨盆腔分布在会阴，全程与阴部内动静脉伴行，也是外阴部的感觉神经。阴部神经是阴部神经丛的主干，其分成阴茎背神经、会阴神经、直肠下神经，共同支配会阴的横纹肌。肛门外括约肌由阴部神经发出的直肠下神经和会阴神经丛支配（图 2-30、图 2-31）。

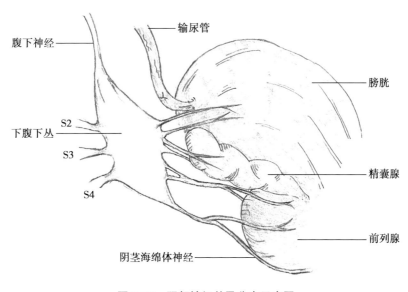

图 2-30　阴部神经丛及分支示意图

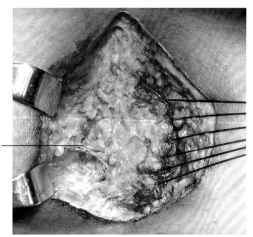

直肠下动静脉、神经 ——

图 2-31 直肠下血管和直肠下神经解剖

肛提肌受阴部神经丛发出的肛提肌神经支配,也受第 5 骶骨神经形成的尾骨神经丛的一部分支配。尾骨神经丛（S_4~Co_1）发出下行的肛尾神经,支配尾骨肌。

第六节　乙状结肠解剖

在胚胎学中,乙状结肠、直肠是由原始肠管发生。内胚叶形成消化管,中胚叶形成体腔、腹膜以及腹主动脉发出的肠系膜下动脉,外胚叶分化形成自主神经。远端十二指肠到横结肠近侧的三分之二部分源于中肠,在胎儿发育的第 11 周逆时针旋转 270°,形成最终解剖位置。后肠发育而来的横结肠远端三分之一至直肠没有转位,结肠系膜后叶与肾前筋膜前叶融合,形成 Toldt 融合筋膜（Toldt's fusion fascia）,固定于腹后壁。乙状结肠和直肠形成系膜结构。

一、乙状结肠的解剖形态特征

乙状结肠是降结肠的延续,有肠系膜,范围由乙状结肠系膜形成部分起始,延续至骶骨岬高度,其后移行为直肠。肠管长度为 20~40cm。直乙交界部（Rs）位于骶骨岬高度到第 2 骶椎下缘的骨盆内,是乙状结肠的一部分,具有短的肠系膜,其血管支配和直肠上动脉相同。左侧髂骨棘高度到岬角高度范围,按照 Anson 分型将其系膜附着部位和形态分为 4 型:直线型（66.4%）;S 型（19.5%）;逆 U 型（8.6%）;垂直型（5.5%）。乙状结肠系膜外侧与后腹壁肾筋膜前叶融合,形成 Toldt 融合筋膜（图 2-32）。

乙状结肠的血管在肠系膜内走行,尿管、生殖血管及腹主动脉前神经丛,上腹下丛等自主神经,以及腹主动脉和下腔静脉位于腹下神经前筋膜（肾筋膜前叶）的背侧（图 2-33）。

二、脉管系统的特征

肠系膜下动脉（IMA）起自腹主动脉,位于腹主动脉分叉点上方 3~4cm,十二指肠水平部下缘下方 1~3cm。IMA 根部至左结肠动脉（LCA）2~3cm。2~5 处乙状结肠分支血管发自肠系膜下动脉,末梢沿肠管形成动脉弓,构成边缘动脉,边缘动脉向肠管发出多支直动脉。直动脉是终末动脉,以直角分长支、短支进入肠壁。若直动脉最终剥离缘超出 1cm,则肠管壁呈缺血状态（图 2-34）。

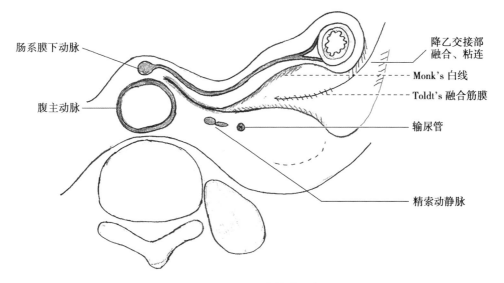

肠系膜下动脉

腹主动脉

降乙交接部
融合、粘连

Monk's 白线

Toldt's 融合筋膜

输尿管

精索动静脉

图 2-32 Toldt 融合筋膜示意图

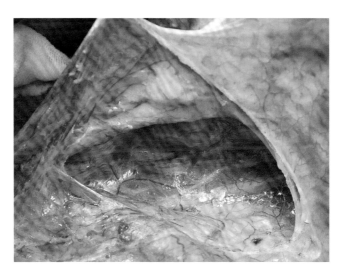

图 2-33 Toldt 融合筋膜解剖

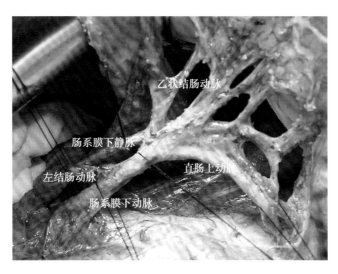

乙状结肠动脉

肠系膜下静脉

左结肠动脉

直肠上动脉

肠系膜下动脉

图 2-34 肠系膜上血管与直肠上血管解剖

因 Griffiths 关键点的存在,如在肠系膜下动脉根部结扎血管,左半结肠血流由结肠中动脉和直肠中动脉形成的边缘动脉交通供血。若患者肥胖或患有心功能不全,则不能保证血流供给充分,交界点处肠管易发生缺血。因此,保留左结肠动脉是必要的。

乙状结肠动脉最下支和直肠上动脉交叉处为 Sudeck 临界点(Sudeck's point)。

肠系膜下静脉(IMV)与 IMA 在末梢段伴行,IMV 与 LCA 交叉部向中枢方向走行,在 IMA 左外侧 2~3cm 处与腹主动脉平行,向上走行。左结肠静脉汇入后,到胰腺下缘都没有其他静脉汇入,这一段称之为 Treitz 血管弓。在十二指肠空肠曲左侧的 Treitz 韧带的左方、胰腺后方,IMV 与脾静脉合流,注入门静脉。

乙状结肠主要淋巴引流途径的淋巴管沿着动脉走行。因此,乙状结肠淋巴引流主要从结肠壁内黏膜下淋巴管和浆膜淋巴管注入壁内、肠旁淋巴结。沿边缘动脉走行的淋巴管借助中间淋巴结流向中枢侧主干动脉,即 IMA 根部,由此处汇入腹主动脉周围淋巴结。

淋巴结分类参照日本《大肠癌处理规约》壁内淋巴结,边缘动脉的肠旁淋巴结为 No.241,沿乙状结肠动脉淋巴结为 No.242,左结肠动脉起始部至乙状结肠动脉起始部的 IMA 淋巴结为 No.252。No.242、No.252 为中间淋巴结。IMA 起始部至 LCA 起始部淋巴结为 No.253,系主淋巴结。腹主动脉周围淋巴结为 No.216,系中枢淋巴结。

肠系膜下动脉与自主神经详见前面章节。左右腰内脏神经,在腹主动脉的两侧立起,左右围绕着肠系膜下动脉根部分布,形成肠系膜下动脉神经丛,结肠支沿肠系膜下动脉上行(图 2-35)。

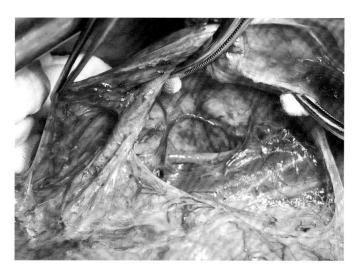

图 2-35 腰内脏神经与肠系膜上动脉

第七节 直肠解剖的 MRI

一、直肠基本结构

直肠在盆腔内走行分为三段:直肠上段沿着骶骨和尾骨盆腔面形成后凸的弯曲,即直肠骶曲;绕过尾骨尖转向前方处为会阴曲,此成角由于耻骨直肠肌悬韧带牵拉形成,此处为肛管直肠交界。MRI 能清晰地显示出直肠肛管全程。

直肠深筋膜是包绕着直肠系膜的膜状结缔组织,在 MRI 的 T_2 增强影像中呈现低信号线状结构(图 2-36、图 2-37)。

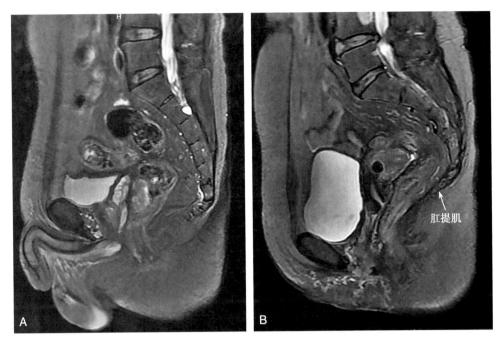

图 2-36 直肠肛管位置（MRI 矢状位）

A. 男性；B. 女性。

二、肛管基本结构

肛管是耻骨直肠肌附着部上缘至肛缘的部分，其环周由外括约肌、内括约肌、直肠纵行肌构成，肛门外括约肌分成皮下部、浅部和深部。皮下部和浅部呈带状，从肛门前方紧紧捆住肛管，深部环形围绕肛门上部与耻骨直肠肌成为一体。

水平位肛管 MRI 通常按照以下四个层面反映肛管的基本解剖结构（图 2-38），分别为直肠下段水平（e），耻骨直肠肌水平（d），深、浅部外括约肌水平（c），肛门皮下外括约肌水平（b）。

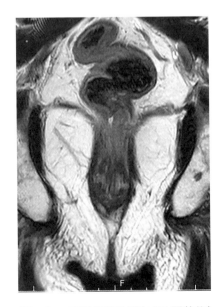

图 2-37 直肠肛管位置（MRI 冠状位）

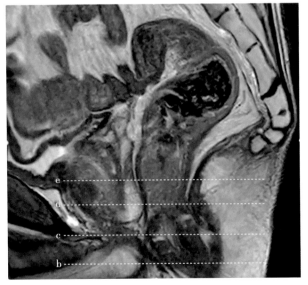

图 2-38 肛管解剖（MRI 矢状位）

直肠下段水平（e）MRI 如图 2-39 所示，纵行肌位于内外括约肌之间，在 T_2 增强时呈现低信号。前方呈现前列腺和 NVB 结构。

耻骨直肠肌水平（d）MRI 可见，耻骨直肠肌从耻骨后起始，在肛管后方形成环，在肛管前方和直肠纵行肌纤维交错，正中前方和纵行肌的平滑肌纤维在尿道后方形成会阴体（直肠尿道肌），后方和纵行肌的平滑肌纤维扩展到肛提肌上，延续至尾骨形成韧带状结构，即直肠尾骨韧带（hiatal ligament）（图 2-40）。

深部外括约肌水平（c）MRI 可见，内括约肌、外括约肌、纵行肌环状围绕肛管存在，肛管前方会阴浅横肌与球海绵体肌交错存在。纵行肌呈低信号（图 2-41）。

肛门皮下外括约肌水平（b）MRI 可见，外括约肌皮下部在肛管的最下缘呈环形走行。骨骼肌纤维向前后突出，在男性可延伸至球海绵体尾部（图 2-42）。

冠状位肛管 MRI 可展现更为清晰的纵向肛管解剖学结构特征（图 2-43、图 2-44）。括约肌间，由联合纵行肌和结缔组织构成，这部分和内外括约肌相比呈高信号。

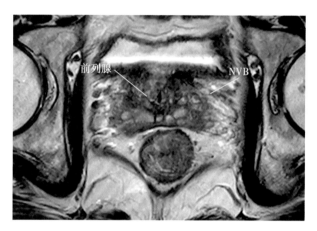

图 2-39　下段直肠水平（e）MRI 影像（T_2）

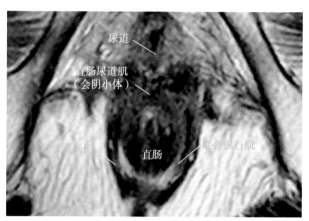

图 2-40　耻骨直肠肌水平（d）MRI 影像

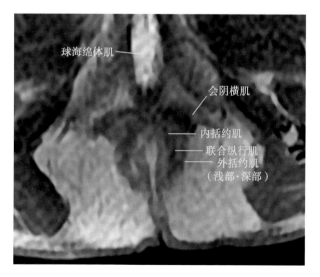

图 2-41　深部外括约肌水平（c）MRI 影像

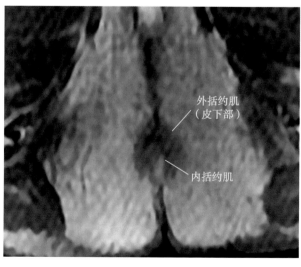

图 2-42　肛门皮下外括约肌水平（b）MRI 影像

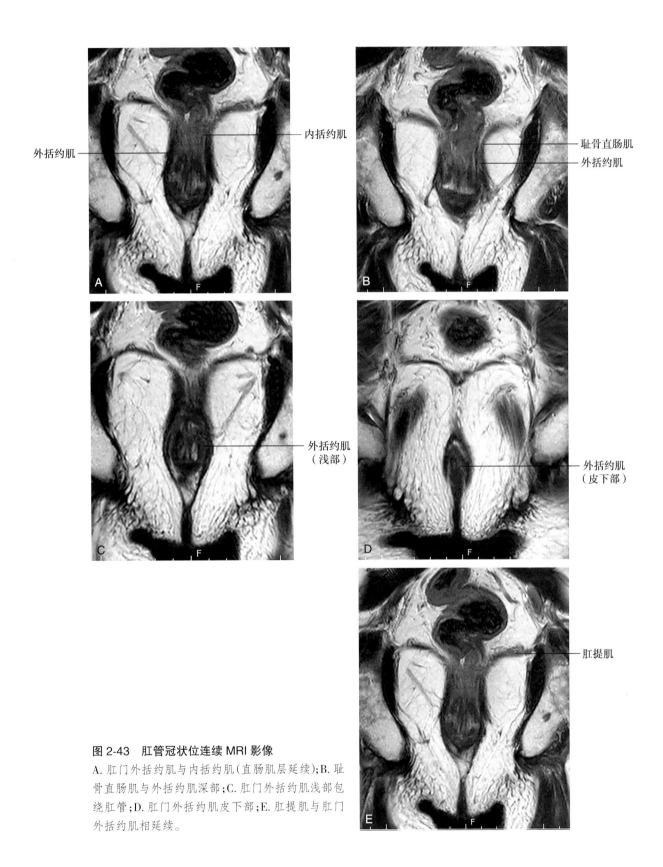

图 2-43　肛管冠状位连续 MRI 影像
A. 肛门外括约肌与内括约肌(直肠肌层延续);B. 耻骨直肠肌与外括约肌深部;C. 肛门外括约肌浅部包绕肛管;D. 肛门外括约肌皮下部;E. 肛提肌与肛门外括约肌相延续。

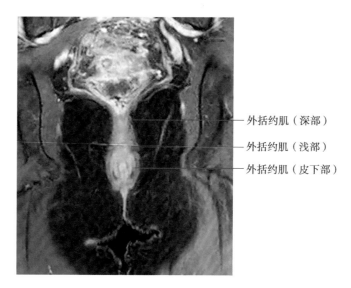

外括约肌（深部）

外括约肌（浅部）

外括约肌（皮下部）

图 2-44　肛管结构 MRI（冠状位）

三、侧方区域结构的 MRI

（一）侧方区域范围

侧方区域的解剖学范围在头侧、外侧、腹侧面的界限内包含髂外动脉和其背侧走行的髂外静脉；外侧面主要包含闭孔内肌；背侧面包含髂内静脉、梨状肌和其前方走行的腰骶神经干；尾侧包含尾骨肌、肛提肌和闭孔筋膜，由线状肥厚的肛提肌腱弓构成闭孔肌与肛提肌的分界。

髂内动脉的壁侧支为臀上下动脉，脏侧支为脐动脉、膀胱上下动脉和阴部内动脉。阴部内动脉与骶神经干分支的阴部内神经经过阴部管（Alcock 管）贯通骨盆壁。

侧方区域淋巴结的前方为髂外动脉，后方为髂内动脉，外侧为直肠周围筋膜。直肠周围筋膜在界定部位上有意义，直肠周围筋膜在 MRI 的 T_1 增强影像中呈低信号强度。直肠周围筋膜内侧的淋巴结为直肠旁淋巴结，外侧的淋巴结为侧方淋巴结。

侧方区域的淋巴结位置，梨状肌上、下孔和 Alcock 管层面（水平位，冠状位）的 MRI 影像见图 2-45、图 2-46。血管造影、动态、T_1 增强时能清晰显示 Alcock 管，以及梨状肌上、下孔的水平解剖结构。

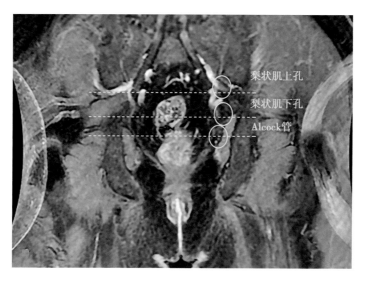

梨状肌上孔

梨状肌下孔

Alcock管

图 2-45　髂血管的 T_1 增强 MRI 影像（冠状位）

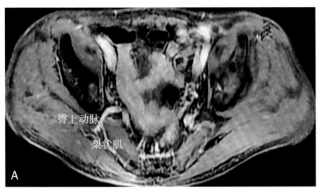
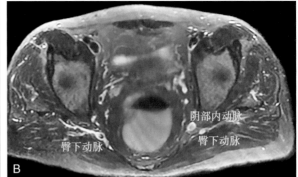
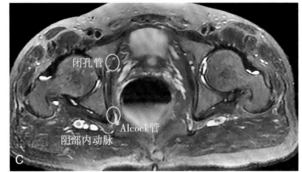

图 2-46　髂内血管部位 MRI 影像（冠状面）

A. 梨状肌和臀上动脉从梨状肌上孔延伸到骨盆外,内侧为骶神经;B. 臀下动脉在坐骨棘背侧,经梨状肌下孔延伸到骨盆外;C. 阴部内动脉进入闭孔内肌的 Alcock 管,内侧为闭孔动静脉后文闭孔神经。

（二）闭孔区域淋巴结与膀胱腹下筋膜

闭孔淋巴结（No.283）的内侧面是膀胱腹下筋膜。膀胱腹下筋膜为肾筋膜后叶的延续,是尾侧附着在肛提肌腱弓的膜状结构。脐动脉、子宫动脉、膀胱上下动脉等髂内血管的脏侧支分布于膀胱腹下筋膜内侧。髂内动脉的分支、闭孔动脉以及 $L_2 \sim L_4$ 分支的闭孔神经分布于闭孔区域内,并在接近闭孔内肌处走行至闭孔。闭孔淋巴结（No.283）主要存在于闭孔筋膜与膀胱腹下筋膜间的膀胱侧腔的脂肪组织内。

（三）髂内淋巴结和腹下神经前筋膜

髂内淋巴结（No.263）是沿着髂内血管、向泌尿生殖器分支的淋巴结,髂内动脉在背侧分出臀上动脉,其腹侧支为 No.263 淋巴结,髂内动脉至膀胱上动脉的分叉为 No.263P 淋巴结,远侧端为 No.263D 淋巴结。

髂内淋巴结区域外侧面由膀胱腹下筋膜覆盖,内侧则是分隔侧方区域和直肠系膜的膜性结构——腹下神经前筋膜,即肾筋膜前叶的延续。腹下神经前筋膜与膀胱腹下筋膜两叶所夹的淋巴脂肪组织是应清扫的髂内淋巴结区域。

如图 2-47 所示,侧方淋巴结（No.263）位于骨盆的内侧和背侧。闭孔淋巴结（No.283）位于外侧和腹侧。No.263 淋巴结位于腹下神经、骨盆神经和膀胱腹下筋膜的两叶之间。No.283 淋巴结位于膀胱腹下筋膜和骨盆壁之间夹持的区域。

下腹下丛走行于腹下神经前筋膜的直下内侧面,膀胱上下动脉的髂内血管分支走行于膀胱腹下筋膜的直下内侧面,二者都是从背侧向腹侧走行。S_4 下端的下腹下丛和髂内血管的脏侧支在末梢合流形成神经血管束（NVB）,分布至膀胱、精囊和前列腺中。骨盆神经损伤会导致排尿和性功能障碍。在 No.263 的最靠近腹侧处,膀胱下动脉的末梢,精囊的外侧,NVB 和骨盆神经相交错。

四、肿瘤直肠壁浸润的 MRI

MRI 影像对软组织具有高清晰度的分辨力和多角度、多层面的解析力,能更精确、直观地判定肿瘤浸润深度和范围,确定周围脏器或组织,如精囊、前列腺、膀胱、子宫等,有无浸润及浸润程度,有无淋巴结转移和转移部位。

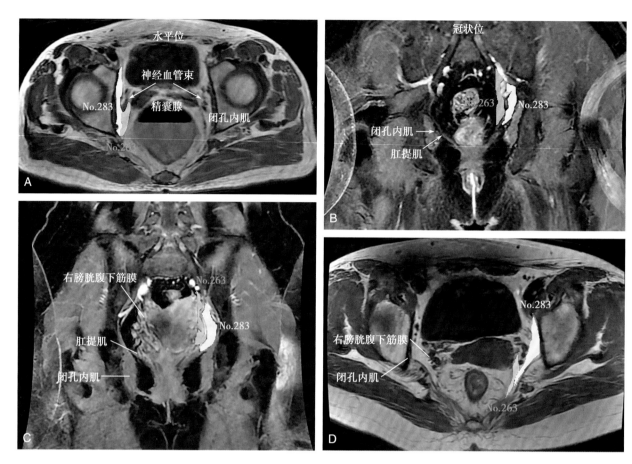

图 2-47　侧方淋巴结区域 MRI 影像

A. 右侧侧方淋巴结区域 MRI T₁ 水平位影像；B. MRI T₁ 增强冠状位影像；C. 冠状位 MRI T₂ 影像；D. 左侧侧方淋巴结区域 MRI T₁ 水平位影像。

直肠壁的基本构造由腔内向腔外，分别是黏膜、黏膜下层、固有肌层、浆膜下层和浆膜。直肠周围由直肠固有筋膜包绕。3.0T MRI 具有高分辨的解析能力，根据正常直肠壁各层的 MRI 信号特点有助于清楚显示直肠壁的基本结构。在 T₂WI MRI 加权信号中，黏膜呈低信号，黏膜下层呈高信号，固有肌层呈低信号，直肠系膜呈高信号，直肠深筋膜呈细线状低信号。判定肿瘤浸润深度时，固有肌层以上的诊断主要采用相控阵线圈的 T₂ 增强影像，进展期癌主要以 T₁ 增强影像判定。肠壁的黏膜到固有肌层为均一的低信号，肿瘤也为低信号，但肠管壁外的脂肪组织为高信号，这使得肠管外侧边界清晰，有助于判定肿瘤浸润情况。若作为界限的直肠壁与周围组织的线状结构的形状不规整；脂肪组织内可见结节或索条状结构；病灶与周围脏器间的界限消失，或邻近脏器的正常结构被破坏，以及应为高信号的区域出现低信号，则可以认为是肿瘤浸润。

在 T₂ 加权像中，直肠肿瘤信号不同于正常直肠壁信号，相比于黏膜下层呈低信号，相比于固有肌层呈高信号，还可见同部位的正常结构破坏或消失。对于 T₂ 期以上直肠癌，MRI 是判定浸润深度的首选方法。T₂WI 不明确时，扩散加权成像有助于诊断。另外，MRI 对有蒂肿瘤的附着部位评价困难，要从多角度仔细评价。当出现肿瘤高信号的基底与其外侧固有肌层低信号混杂时，考虑固有肌层的浸润。固有肌层有断裂和不规则时，则诊断为浸润阳性。浸润深度达 T₃，即侵及浆膜下层（SS）或无腹膜覆盖的直肠周围组织（A），同浸润深度达脏侧腹膜（SE））鉴别困难。肿瘤侵及浆膜下层（SS）或无腹膜覆盖直肠周围组织（A）越过固有肌层的距离与预后有关。肿瘤周围炎性变化和纤维组织反应性增生会影响对肿瘤尖端部所及范围的判断。术前放化疗后，由于肿瘤坏死和纤维化常常影响正确的图像分析。

环周切缘（circumferential resection margin，CRM）是评价局部复发的重要因素。术前需判断原发灶和淋巴结是否侵及直肠系膜和直肠固有筋膜，以保证 CRM 的安全，MRI 对 CRM 的判定具有重要意义。通过评价肿瘤与直肠周围筋膜（perirectal fascia）的关系，可确定 CRM 是否阳性。直肠周围筋膜在 MRI T_1 加权像中呈高信号，这与骨盆内脂肪组织呈低信号形成反差。另外，淋巴结与直肠周围筋膜的关系能够区分该淋巴结是直肠系膜内淋巴结还是侧方淋巴结。

当 MRI 上肿瘤与直肠深筋膜的距离小于 1mm 时，定义为 CRM 阳性。影响 CRM 的病理学基础包括肿瘤的直接浸润或非连续性进展、淋巴结转移、脉管受侵犯、神经受侵犯。组织学研究证实 MRI 与组织病理学判定结果的精确度仅差 0.5mm。壁外浸润与直肠深筋膜的距离对评价 CMR 阳性与否至关重要。

进行轴位、冠状位和矢状位 MRI 薄层扫描对于评价 CRM 是否阳性十分有用（图 2-48~图 2-50）。

直肠肿瘤呈现比固有肌层高、比黏膜下层低的信号强度，但黏液癌会呈现比黏膜下层更高的信号强度。

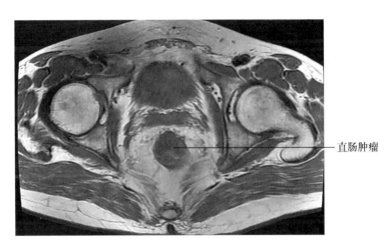

图 2-48 直肠肿瘤 MRI 影像（T_1 加权像水平位）

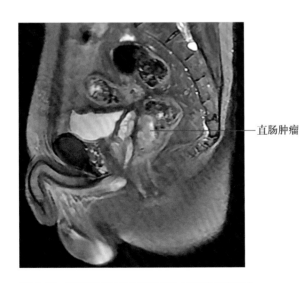

图 2-49 直肠肿瘤 MRI 影像（T_2 加权像矢状位）

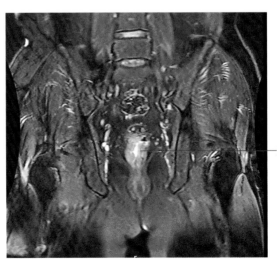

图 2-50 直肠肿瘤 MRI 影像（T_2 加权像冠状位）

五、淋巴结转移的 MRI

MRI 对软组织具有分辨力强、特异性高的优势，是进行直肠淋巴结转移评价的第一选择。淋巴结转移的诊断主要参考 MRI 显示出的淋巴结大小（长径、短径），淋巴结形状（形态、边缘状态）和内部信号等影像学特点。

正常淋巴结具有形态光整、边缘规则、内部信号密度均匀的特点，若侧方区域内淋巴结 No.263 位置发现淋巴结形态边缘不规则、信号不均匀，则说明发生淋巴结转移（图 2-51）。

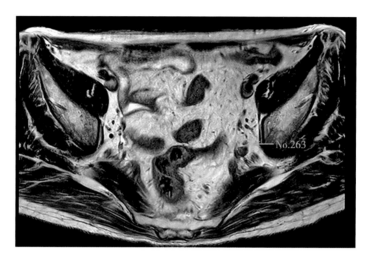

图 2-51　侧方淋巴结转移的 MRI T_2 加权像

Ueno 报告侧方淋巴结阴性的大小为 6.0mm±2.8mm，而阳性淋巴结大小约为 8.5mm±4.1mm，两组间差异具有统计学意义。Brown 认为淋巴结形状的完整性、规则性和内部信号的均质性更有诊断意义。Ogawa 报告 MRI 侧方淋巴结转移诊断能力的精确度为 73%~87%，灵敏度为 56%~87%，特异度为 75%~97%。

侧方淋巴结转移的预测对于治疗极为重要。下段直肠癌侧方淋巴结转移频度为 10.6%~25.5%。侧方转移的 5 年生存率为 37.3%~49.4%。侧方淋巴结清扫术可控制局部复发率为 50%，且能提升 8% 的 5 年生存率。JCOG0212 试验也证实侧方淋巴结清扫术能降低局部复发率。

参 考 文 献

［1］大腸癌研究会（編）. 大腸癌取り扱い規約［M］. 8 版, 东京：金原出版, 2013.

［2］UCHIMOTO K, MURAKAMI G, KINUGASA Y, et al. Rectourethralis muscle and pitfalls of anterior perineal dissection in abdominoperineal resection and intersphincteric resection for rectal cancer［J］. Anat Sci Int, 2007, 82（1）：8-15.

［3］KINUGASA Y, ARAKAWA T, ABE S, et al. Anatomical reevaluation of the anococcygeal ligament and its surgical relevance［J］. Dis Colon Rectum, 2011 54（2）：232-237.

［4］NANO M, CORSO HMD, LANFRANCO G, et al. Contribution to the surgical anatomy of the ligament of the rectum［J］. Dis Colon Rectum, 2000, 43（11）：1592-1598.

［5］SATO K, SATO T. The vascular and neuronal composition of the lateral ligament of the rectum and the rectosacral fascia［J］. Surg Radiol Anat, 1991, 13（1）：17-22.

［6］佐藤達夫. ほか. リンパ系局所解剖 カラーアトラス癌手術の解剖学的基礎［M］. 東京：南江堂, 1997.

［7］沖田憲司, 武政伊知郎. 消化器癌手術に必要な拡大視による局所微細解剖 アトラス─大動脈周囲リンパ節廓清における微細解剖［J］. 手術, 2017, 71（4）：567-573.

［8］大田貢由,謝訪宏和,中川和や.拡大手術に必要な解剖—臓側骨盤筋膜と壁側骨盤筋膜［J］.手術,2016,70(8):1037-1044.

［9］林谋斌,张忠涛.膜解剖的求源与思辨［M］.北京:人民卫生出版,2019.

［10］大木繁男.腰部交感神経の局所解剖と直腸及びS状結腸癌の術後射精機能［J］.横浜医,1999,50(2):119-125.

［11］佐藤健次,佐藤達夫.下腸間膜動脈周囲のリンパ系ならびに上下腹神経叢(仙骨前神経)の構成について［J］.日本大腸肛門病学会雑誌,1989,42(7):1178-1192.

［12］KINUGASA Y,ARAKAWA T,MURAKAMI G,et al.Nerve supply to the internal anal sphincter differs from that to the distal rectum:an immunohistochemical study of cadavers［J］.Int J Colorectal Dis,2014,29(4):429-436.

［13］秋田恵一,室生暁.排便にかかわる筋と神経［J］.外科,2017,79(3):201-206.

［14］GRIFFITH JD.Surgical anatomy of the blood supply of the distal colon［J］.Ann R Coll Surg Engl,1956,19(4):241.

［15］SUDECK P.Ueber die geffissversorgung des mastdarmes in hinsicht auf die operative gangrin［J］.Munchen Med Wschr,1907,54:1314-1317.

［16］UENO H,MOCHIZUKI H,HASHIGUCHI Y,et al.Potential prognostic benefit of lateral pelvic node peritoneal reflection［J］.Ann Surg,2007,245(1):80-87.

［17］BROWN G,RICHARDS CJ,BOURNE MW,et al.Morphologic predictors of lymph node status in rectal cancer with use of high-spatial-resolution MR imaging with histopathologic comparison［J］.Radiology,2003,227(2):371-377.

［18］OGAWA S,HIDA J,IKE H,et al.Selection of lymph node-positive cases based on perirectal and lateral pelvic lymph nodes using magnetic resonance imaging:study of the Japanese Society for Cancer of the Colon and Rectum［J］.Ann Surg Oncol,2016,23(4):1187-1194.

［19］FUJITA S,MIZUSAWA J,KANEMITSU Y,et al.Colorectal Cancer Study Group of Japan Clinical Oncology Group:mesorectal excision with or without lateral lymph node dissection for clinical stage Ⅱ or stage Ⅲ lower rectal cancer(JCOG0212):A multicenter randomized controlled noninferiority trial［J］.Lancet Oncol,2017,266(2):201-207.

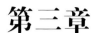

第三章

直肠癌手术类型

第一节 概 况

直肠癌是消化管终末端恶性肿瘤,其特殊的解剖部位和肿瘤生物学行为使手术方式繁杂且难易程度不尽相同。宿主的条件和肿瘤进展程度等诸多因素直接影响手术效果和患者术后的排尿、排便、性功能。追求根治性与生活质量(quality of life,QOL)的完美统一,一直是直肠外科奋斗的目标。

直肠癌病灶在直肠的位置决定手术的基本方式。因此,呈现出诸多的手术方式和不同的手术入路。经典手术有将肛门周围组织、肛管及直肠完全切除的不保肛手术(如经腹会阴直肠切除术等)和将直肠肛管部分切除的保肛手术(如低位前切除手术)。但随着早期癌的增加、医疗设备的发展,新的治疗方法如内镜下切除[息肉摘除、内镜黏膜切除术(endoscopic mucosal resection,EMR)、内镜黏膜下剥离术(endoscopic submucosal dissection,ESD)]、腹腔镜手术(经腹、经肛、经会阴手术)、机器人辅助手术等相继问世,直肠手术分类变得更为繁杂。目前,手术分类可根据手术入路、开腹或腔镜手术、经腹或经肛手术、联合脏器切除、直肠肛管切除部位、淋巴结清扫度、是否保留自主神经、重建方式、直肠系膜切除范围等进行分期。直肠手术分类的意义在于能够更为全面理解、把握直肠外科基本概念、技术和标准,依据肿瘤进展程度合理使用各类手术,以保障手术的安全性、根治性、器官功能和治疗效果。

第二节 直肠手术的分类

一、按自然肛门处置分类

依据自然肛门存留与否可将手术方式分成两大类。自然肛门切除手术有最为经典的经腹会阴直肠切除术(abdominoperineal excision,APR)和后盆腔切除术(posterior pelvic exenteration,PPE)。保留肛门的手术有低位前切除术、经腹骶直肠切除、吻合术(Localio)、经腹耻骨直肠切除吻合术(Ackerman手术)、Hartmann手术、内括约肌切除术(interphincteric resection,ISR)等。

二、按手术入路分类

按手术入路不同,可分为经腹腔、经会阴或骶骨入路和经肛门的手术。

经腹会阴直肠切除术是将肛门周围组织、肛管及直肠完全切除的手术,也是低位直肠癌常用的代表性术式。此类手术还包括经腹骶直肠切除术、腹式直肠全切除术、骶骨腹腔联合直肠切除术、经骶骨直肠全切除术、会阴腹腔联合直肠切除术、会阴直肠全切除术等。

经腹腔入路的手术包括：直肠前切除有高位前切除术（high anterior resection，HAR）、直肠低位前切除术（low anterior resection，LAR，或称经腹直肠癌切除术、Dixon 手术）、结肠肛管吻合术（Parks 手术）和结直肠经肛门拉出切除术（改良 Bocon 手术）。

经肛门的手术有经肛门直肠局部切除、taTME。

三、按淋巴结清扫度分类

分类方法有：经典 Miles 淋巴结清扫术、扩大淋巴结清扫术，日本《大肠癌处理规约》的淋巴结清扫度分类（D0、D1、D2、D3）。

经典 Miles 淋巴结清扫术中，上方是在 IMA 发出 LCA 后的部位离断，侧方是将肛提肌的起始部离断切除，下方在肛门及坐骨肛门窝进行清扫。

扩大淋巴结清扫术超越经典 Miles 淋巴结清扫范围包括上方在 IMA 根部离断；Sauer 提出的侧方清扫；Bacon 提出的腹主动脉周围淋巴结以及腹股沟区的淋巴结清扫。

四、按是否联合脏器切除分类

不同于单纯切除直肠的手术，若直肠癌浸润到周围脏器，则应行合并脏器切除，诸如合并膀胱、前列腺、子宫切除或全盆腔脏器切除等。

五、按是否保留自主神经分类

（一）保留盆腔自主神经

需保留的盆腔自主神经有：腰内脏神经、上腹下丛（交感神经）、盆内脏神经（副交感神经）和下腹下丛发出的内脏支。

AN1 表示单侧自主神经部分保留；AN2 表示两侧自主神经部分保留；AN3 表示单侧保留；AN4 表示全部自主神经保留。

（二）自主神经切除的分类

按是否保留自主神经，直肠手术分为自主神经全部切除、单侧切除和部分自主神经切除。

六、按重建方式分类

重建方法有经典的重叠法、贯通法、经肛门吻合法、经骶骨吻合法。现今，前方切除术中常用的重建方法有结肠直肠端端吻合［直接吻合（Straight 吻合）、结肠成形术（transverse coloplasty）］、端侧吻合（J-pouch 储袋吻合法）、侧侧吻合、功能性端端吻合。吻合法分应用吻合器的器械吻合和手工缝合吻合。

七、按直肠系膜切除范围分类

直肠系膜的切除分成全直肠系膜切除和依据肿瘤位置选择的肿瘤特有系膜切除术（tumor-specific mesorectal excision，TSME）。

八、微创手术分类

（一）内镜手术

内镜手术包括内镜下黏膜切除术（endoscopic mucosal resection，EMR）和内镜下黏膜下层剥离（endoscopic submucosal dissection，ESD）。

（二）腹腔镜手术

腹腔镜直肠前切除术、腹腔镜经腹会阴直肠切除术、腹腔镜内括约肌切除术、腹腔镜侧方淋巴结清扫术等。

根据手术入路可分为腹腔镜经肛门 TME、经会阴 TME，如 taTME、经会阴入路全直肠系膜切除术（transperineal total mesorectal excision，TpTME）。

（三）机器人辅助手术

达芬奇机器人现今已经广泛应用于临床实践，能够完成各种直肠手术。高清、3D、多关节的手术器械使手术更加灵便、安全。回顾性研究显示，达芬奇机器人直肠癌手术效果具有一定优越性，国际性多中心合作的前瞻性研究也正在进行（ROLARR 随机临床试验），其主要观察项目为开腹移行率，次要观察项目为 CRM 阳性率、术后的生活质量及治疗费用。

第三节 手术的基本原则及术式选择

一、基本原则

（一）安全手术原则

在手术安全的前提下，保证手术的根治性。同时要爱护组织、器官，降低手术创伤、侵袭，最大限度保留器官功能。术中要注意保护支配排尿、排便、性功能的神经，尤其是低位直肠保肛手术。

（二）术中探查和无瘤手术的原则

确定术中诊断（包括脱落细胞检查及术中冰冻病理检查），制订手术方案。避免医源性转移，如非接触方法以回避挤压、触摸、毁损肿瘤组织和淋巴结，早期结扎血管根部以阻断循环来预防血性转移等。

（三）整块切除原则

基于胚胎学和解剖学选择正确手术入路，进行系统性的完整系膜切除。按照 TME 的基本原则，对于中低位直肠癌，可将肛管以上直肠系膜全部切除。对于 Rs 部位和高位直肠癌病例，可采取 TSME，注意远端直肠系膜切缘需在 5cm 以上。治愈性切除要保证手术切缘和环周切缘的安全。直肠肠管远端切缘：Ra 为 3cm，Rb 为 2cm。外科剥离面即环周切缘应为阴性。

（四）严格把握扩大清扫的手术指征

若肿瘤位于腹膜反折以下直肠，肿瘤肠壁浸润深度 T_3 以上，则选择 LD2。应由中枢端向末梢进行立体且范围合理的淋巴结清扫术。

（五）安全吻合和消化道重建原则

肠道重建可选择 DST 法或手工缝合，若患者有高度肥胖、术前放化疗、使用激素等影响愈合的因素，宜进行预防性造瘘。

（六）准确把握手术适应证

腹腔镜手术是直肠手术的重要方式之一，医师的能力和对适应证的把控至关重要。

二、下段直肠癌术式选择

下段直肠癌手术的术式选择较为复杂,应基于肿瘤学因子和患者宿主因子进行综合考虑,以选择最佳术式。肿瘤学因子是基于癌细胞浸润深度、淋巴结转移、病变所在位置、环周切缘和远端切缘判断的。随着腹腔镜手术和机器人手术的开展,保留肛门的手术日趋增多。但适应证选择不当和术中清除范围不足会导致局部复发。因此,应在保证不影响根治性的基础上,探讨选择低位直肠癌的保留肛门功能手术,而且只有保留完整的肛管直肠环、肛门括约肌和盆腔神经才能维系肛门功能。对于不具备条件的低位直肠癌,应将自然肛门全部切除,做人工肛门。依据远端切除线决定保肛手术术式,低位前方切除术主要用于外科肛管以上部位。部分切除的 ISR 将齿状线以上的肛门内括约肌部分切除;次全切除的 ISR 将齿状线以下的肛门内括约肌部分保留;全部切除的 ISR 将肛门内括约肌全部切除。保肛手术常需要暂时性人工肛门,而暂时性人工肛门取决于肿瘤下缘到肛门的距离。Shiomi 的临床研究强调 5cm 以内的直肠癌,低位前切除时推荐暂时性人工肛门;2cm 以内时强烈推荐。Matthiessen 则以 7cm 为界,以内者推荐暂时性人工肛门。另外,具有吻合口漏高危因素(如骨盆畸形狭窄、糖尿病、服用激素、术前放化疗、肥胖等)时,应选择使用回肠做暂时人工肛门。

第四节 手术基准和评价

一、淋巴结清扫度及评价

(一)淋巴结清扫度标准

淋巴结清扫度标准参照日本第 9 版《大肠癌处理规约》,淋巴结清扫部位与淋巴结清扫度相关。T_3 进程以上且淋巴结转移阳性者采取 D3 淋巴结清扫。

D0 为肠旁淋巴结的不完全清扫;D1 为肠旁淋巴结的完全清扫;D2 为清扫肠旁淋巴结和中间淋巴结;D3 为清扫肠旁淋巴结、中间淋巴结和主淋巴结。

侧方淋巴结清扫度:LD0 为未进行侧方淋巴结清扫;LD1 为侧方淋巴结清扫度不足 LD2;LD2 为侧方淋巴结 263D、263P、283 的清扫;LD3 为侧方淋巴全部清扫。其中 LD2 为标准清扫。腹膜反折以下,cT_3 直肠癌、侧方淋巴结转移情况推荐行侧方清扫。

(二)淋巴结清扫度的选择

清扫程度(D0、D1、D2、D3)取决于肿瘤的临床分期。

侧方淋巴结清扫术适合于低位直肠癌(腹膜反折以下),浸润度 $>T_3$,直肠系膜内淋巴结转移。但在欧美,侧方淋巴结不作为区域淋巴结,有发生全身性远隔转移的可能。

(三)淋巴结转移程度评价

1. 直肠癌淋巴结转移程度 N_X:无法评价区域淋巴结转移;N_0:区域淋巴结转移阴性;N_1:1~3 个区域淋巴结转移,N_{1a}:1 个区域淋巴结转移,N_{1b}:2~3 个区域淋巴结转移,N_{1c}:浆膜下层或无腹膜的结肠或直肠周围软组织内有肿瘤卫星结节且无区域淋巴结转移;N_2:4 个及以上区域淋巴结转移,N_{2a}:4~6 个区域淋巴结转移;N_{2b}:7 个以上区域淋巴结转移。

2. 肛管癌淋巴结转移 N_X:无法评价区域淋巴结转移;N_0:区域淋巴结无转移;N_1:区域淋巴结转移,N_{1a}:腹股沟淋巴结、直肠系膜淋巴结和/或髂内淋巴结转移,N_{1b}:髂外淋巴结转移,N_{1c}:髂外淋巴结、腹股沟淋巴结、直肠系膜淋巴结和/或髂内淋巴结转移。

二、肠管切除范围

肠管切除范围取决于肿瘤原发部位和淋巴结清扫范围。

直肠癌淋巴转移途径沿血管分布的淋巴管、淋巴结进展,通常经肠旁淋巴结、中间淋巴结和血管根部淋巴结转移。近端肠管切除范围是自肿瘤边缘开始的 10cm 内肠管,要注意充分清除肠旁淋巴结。直肠癌远端肠管切除范围需根据肿瘤所在位置确定,若肿瘤在直乙交界部(RS)或上段直肠(Ra),则距肿瘤缘 3cm 切除;若肿瘤在下段直肠(Rb),则距肿瘤缘大于 2cm 处切除。

三、系膜切除范围

直肠系膜全切除术(TME)是英国 Heald 等人在 1982 年提出的,后逐渐作为低位直肠癌的标准术式。TME 具有降低局部复发率和良好肿瘤学控制效果的优势。1999 年,美国三方协商会议(Tripartite Consensus Conference)对 TME 的定义作出明确规定,即"将脏侧筋膜包裹的直肠系膜到肛提肌水平全部切除"。

TME 的基本原则是保持整体直肠深筋膜的完整性无损,CRM 阴性,远端肠管安全切缘大于 2cm,直肠系膜到肛提肌水平全部切除。

TME 手术质量评价的重要指标是 CRM,CRM 指直肠筋膜外科锐性剥离面,即环周切缘。CRM 的安全性是局部复发和生存率降低的独立危险因子,是影响 TME 手术质量的重要指标。CRM 阳性的判定标准是肿瘤距离环周切缘小于 1mm。CRM 阳性的肿瘤学因素是肿瘤直接波及、淋巴结转移、脉管侵袭(淋巴管、微血管)和神经侵犯。直肠肛管肌环或肛管内的肿瘤浸润内括约肌时,具有较高的 CRM 阳性率。另外,无瘤技术也对其存在影响。

TSME 术式不同于 TME,并不要求远端直肠系膜切除到肛提肌骨盆筋膜水平,而是依据肿瘤进展程度,切除与之相对应的区域系膜,此种直肠系膜切除也称为选择性 TME 或 TSME。此术式主要应用于上段直肠癌,需切除肿瘤下缘远端 5cm 的直肠系膜,其肿瘤学预后与 TME 等同。TSME 的质量控制标准与 TME 相同,CRM 是判定的主要指标。

四、自主神经处理原则

保留自主神经是在保证手术根治性的前提下,以维系患者术后正常排尿或性功能为目的,保留支配这些功能的自主神经。保留神经的基本条件是肿瘤的进展程度不会因神经的保留导致局部复发。在神经走行的各段,若未发生直肠深筋膜受浸润或淋巴结转移浸润导致神经受到侵犯,则应保留骨盆自主神经。依据直肠癌的发生部位、浸润深度、淋巴结转移等,目前手术适应证主要是 $T_2\sim T_3$ 期、N_0 期和 CRM 阴性病例。术前 MRI 影像学评估能够精确判定有无神经浸润及 CRM 状况。手术术式有全部保留、单侧保留、部分保留,以及盆内脏神经的保留。本手术要求医师熟悉神经的全程解剖,基于膜的解剖理论和操作技术完成手术。

保留全部盆腔自主神经对维系患者良好的性功能和排尿功能是十分必要的。对于自主神经的腰内脏神经、腹下神经、盆内脏神经、盆腔神经丛及其发出的内脏支(膀胱支、精囊支、前列腺支、阴茎海绵体支)等,应予以保留和不损伤。自主神经部分保留手术是以维系排尿功能为目的,切除腰内脏神经、腹下神经,保留盆内脏神经、盆腔神经丛、膀胱支。

五、手术质量病理学判定标准

参照第 9 版日本《大肠癌处理规约》规定,近端切缘的判定(PM)如下。PMX:无法判定近端切缘断端癌有无浸润;PM0:近端切缘断端癌浸润阴性;PM1:近端切缘断端癌浸润阳性。远端切缘的判定（DM）如下。DMX:无法判定远端切缘断端癌有无浸润;DM0:远端切缘断端癌浸润阴性;DM1:远端切缘断端癌浸润阳性。外科剥离面的判定（RM）如下。RMX:无法判定外科剥离面有无癌浸润;RM0:外科剥离面癌浸润阴性;RM1:外科剥离面癌浸润阳性。

在欧美,外科剥离面与 CRM 的定义相同。

第五节　腹腔镜手术与循证医学证据

1981 年,德国泽姆用腹腔镜手术切除阑尾,开创了腹腔镜胃肠手术的先河。1991 年,Jacobs 在世界首次报告腹腔镜大肠癌手术,因其具有创伤小,生命质量高和保证根治度的优势,腹腔镜手术迅速普及并成为主流治疗方法。腹腔镜遵循的手术原则与直肠癌外科治疗基本原则相同,都是伴随淋巴结清扫的直肠切除。切除术的基本要求是将癌细胞所在肠管和引流区域的淋巴结以筋膜包裹状态,沿胎生期筋膜层次剥离并完整切除。循证医学证据对直肠癌腹腔镜手术的推行至关重要。

腹腔镜直肠癌切除的循证医学研究主要有 2007 年英国的 MRC-CLASICC 研究、2009 年西班牙的 Spain trial、COREAN、COLOR Ⅱ、美国的 ACOSOG Z6051 和日本的腹腔镜大肠癌切除研究会。

直肠癌腹腔镜与开腹手术的循证医学比较研究相继问世。英国在 2007 年进行 MRC-CLASICC 临床试验,将结肠、直肠作为研究对象,其腹腔镜直肠癌低位前切除的 CRM 阳性率显著高于对照组,但局部复发率、DFS 和 OS 二者比较差异无统计学意义,试验呈阴性结果。这期间中国香港在 1993—2002 年进行了直肠癌的Ⅲ期临床研究(单中心,153 例),无病生存期腹腔镜组与开腹组分别为 84%、78%,总生存期分别为 64%、55%。西班牙在 2002 年 1 月—2007 年 2 月进行了 Murcia trial 研究(单中心,204 例),无病生存期腹腔镜组与开腹组分别为 85%、81%,总生存期分别为 72%、75%。荷兰在 2004 年 1 月—2010 年 5 月进行了 COLOR Ⅱ研究(多中心,1 044 例),总生存期腹腔镜组与开腹组分别为 87%、84%,无病生存期分别为 75%、71%。韩国在 2006 年 4 月—2009 年 8 月开展的 COREAN 试验是以术前放化疗的临床Ⅱ/Ⅲ期直肠癌为对象的临床研究(多中心,340 例),无病生存期腹腔镜组与开腹组分别为 79%、73%,总生存期分别为 92%、90%。韩国 COREAN 试验和荷兰的 COLOR Ⅱ期试验结果表明,开腹手术与腹腔镜手术的长期生存率比较差异没有统计学意义。

2008 年,日本一项关于腹腔镜手术治疗Ⅰ/Ⅱ期直肠癌患者的短期效果的临床研究,共汇集 491 例,平均出血量为 28ml,平均手术时间为 270 分钟,术后并发症中吻合口漏发生率为 8.1%,再手术率为 3.7%,中转开腹率为 1.6%,环周切缘阳性率为 0.4%,结论为腹腔镜手术是可接受的手术方式。

针对进展期直肠癌的长期效果,2014 年的 COREAN 试验和 2015 年 COLOR Ⅱ期试验对腹腔镜手术与开腹手术进行比较,腹腔镜手术未显示劣性。

2015 年北美和奥塞尼亚发表的手术病理学研究显示,在环周切缘的阳性率和 TME 的完整性比较中,未证明腹腔镜手术相较于开腹手术具有非劣性。

日本 JCOG0212 试验是对Ⅱ/Ⅲ期的下段直肠癌行保留神经的 D3+LLND 即侧方淋巴结清扫意义的前瞻性随机研究。研究结果显示这种方法具有降低局部复发的效果,这为今后腹腔镜 LLND 手术的有效性评价奠定了基础。

根据美国国家住院患者样本(nation-wide inpatient sample,NIS)的调查结果,1996 年结直肠腹腔镜手术占总数的 2.2%,2000 年占 2.7%;2004 年占 5%;2008 年占 15%;2009 年占 31.4%。英国国家癌症数据报告(National Cancer Data Repository,NCDR)显示:2006 年腹腔镜手术比例为 10.0%;2008 年为 28.4%。日本内镜学会报告显示:2008 年结肠腹腔镜手术占比为 35.3%,直肠腹腔镜手术则为 28.2%;2013 年结肠腹腔镜手术为 53.4%,直肠腹腔镜手术则为 56.9%。腹腔镜技术作为结直肠癌手术治疗手段的比例逐年增高。

鉴于上述问题，NCCN、美国胃肠内镜外科医师学会（Society of American Gastrointestinal and Endoscopic Surgeons，SAGES）、美国结肠和直肠外科医师学会（American Society of Colon and Rectal Surgeons，ASCRS）、日本内镜外科学会认为：腹腔镜手术的选择及适应证应取决于术者的经验和技术。日本大肠癌研究会《大肠癌治疗指南（2014年版）》也提出对临床分期Ⅱ/Ⅲ期的结肠癌、直乙交界部癌可由手术团队决定适应证。

腹腔镜手术与开腹手术相比，具有低侵袭、有美容效果等特点。腹腔镜手术的开展与器械的开发进步密切相关，已成为直肠癌治疗的重要手段，手术适应证也拓宽至进展期直肠癌。但对于高度肥胖、有腹部开腹手术史、肿瘤巨大、癌细胞浸润范围广泛、多脏器受累、高度淋巴结转移、合并有外科急腹症的患者，尚需慎重使用。

参 考 文 献

［1］HEALD R J，HUSBAND E M，RYALL R D .The mesorectum in rectal cancer surgery-the clue to pelvic recurrence？ ［J］. Br J Surg，1982，69（10）:613-616.

［2］LOWRY A C，SIMMANG C L，BOULOS P，et al. Consensus statement of definitions for anorectal physiology and rectal cancer：report of the Tripartite Consensus Conference on Definition for Anorectal Physiology and Rectal Canner，Washington，DC.，May 1，1999［J］. Dis Colon Rectum，2001，44（7）:915-919.

［3］SHIOMI A，ITO M，SAITO N，et al. The indications for a diverting stoma in low anterior resection for rectal cancer：a prospective multicenter study of 222 patients from Japanese cancer centers［J］.Colorectal Dis，2011，13（12）:1384-1389.

［4］MATTHIESSEN P，HALLBOOK O，RUTEGARD J，et al .Defunctioning stoma reduces symptomatic anastomotic leakage after low anterior resection of the rectum for cancer：a randomized multicenter trial［J］. Ann Surg，2007，246（2）:207-214.

［5］大腸癌研究会（編）:大腸癌取り扱い規約［M］.9版. 东京:金原出版，2018.

［6］LEONG A F. Selective total mesorectal exciseon for rectal cancer［J］. Dis Colon Rectum，2000，43（9）:1237-1240.

［7］LOPEZ-K0STNER F，LAVERY I C，HOOL G R，et al. Total mesorectal excision is not necessary for cancers of the upper rectum［J］. Surgery，1998，124（4）:612-617.

［8］Jacobs M，VERDEJA J C，GOLDSTEIN H S. Minimally invasive colon resection（laparoscopic colectomy）［J］.Surg Laparosc Endosc，1991，1（3）:144-150.

［9］Kang S B，Park J W，Jeong S Y，et al.Open versus laparoscopic surgery for mid or low rectal cancer after neoadjuvant chemoradiotherapy（COREAN trial）:short-term outcomes of an open-label randomized controlled trial［J］. Lancet Oncol，2010，11（7）:637-645.

［10］JEONG S Y，PARK J，NAM B，et al. Open versus laparoscopic surgery for mid or low rectal cancer after neoadjuvant chemoradiotherapy（COREAN trial）:survival outcomes of an open-label，non- inferiority. randomized controlled trial［J］. Lancet Oncol，2010，15（7）:767-774.

［11］VANDERPAS M H，HAGLIND E，CUESTA M A，et al. Colorectal cancer Laparoscopic or Open Resection2（COLOR2）Study Group:Laparoscopic vs surgery for rectal cancer（COLOR 2）:short-team outcomes of a randomized phase 3 trial［J］. Lancet Oncol，2013，14（3）:210-218.

［12］BONJER H J，DEIJEN C L，ABIS G A，et al. A randomized trial of laparoscopic versus open surgery for rectal cancer［J］. N Engl J Med，2015，372（14）:1324-1332.

［13］FUJII S，YAMAMOTO S，ITO M，et al. Short-team outcomes of laparoscopic intersncteric resection from a phase 2 trial to evaluate laparoscopic surgery for stage 0/1 rectal cancer:Japan Society of Laparoscopic Colorectal Surgery Lap RC［J］. Surg Endosc，2012，26（11）:3067-3076.

［14］YAMAMOTO S，ITO M，OKUDA J，et al. Laparoscopic surgery for stage 0/I rectal carcinoma:short-team outcomes of low single-arm phase Ⅱ trial［J］. Ann Surg，2013，258（2）:283-288.

［15］FUJITA S，MIZUSAWA J，KANEMITSU Y，et al .Colorectal cancer study group of Japan clinical oncology group:mesorectal excision with or without lateral lymph node dissection for clinical stage Ⅱ or stageⅢ lower rectal cancer（JCOG0212）:a multicenter randomized controlled non-inferiority trial［J］. Ann Surg，2017，266（2）:201-207.

第四章

围手术期管理

第一节 术前、术中管理

一、术前评估和管理

(一) 术前评估

1. 术前评估方法

（1）术前的必要检查：肛门直肠指诊，结肠镜检查，全腹腔 CT 和 3D-CTA，骨盆 MRI 检查，肿瘤标志物检查。

（2）全身检查：血、尿、便常规，凝血功能、肝功能、肾功能检查，心电图、心脏超声、肺功能检查。

2. 手术适应证的判定

（1）患者全身耐受手术能力评估：肝功能、肾功能、心肺功能检查，基础疾病和治疗用药史，美国麻醉医师协会（American Society of Anesthesiologists，ASA）评分，营养状态、凝血功能、体能状态（performance status，PS）评估，老年综合评估（comprehensive geriatric assessment，CGA），预康复评价，麻醉选择方法评价，ICU 使用与否评估。

（2）肿瘤进展程度评估：肿瘤所在部位、大小、大体类型、浸润深度、肿瘤距肛门缘距离、淋巴结状况、远处转移等。

直肠指诊能够判定肿瘤下缘到肛管上缘的距离，尤其是直接测量肠道长度，对于判定手术方式非常有意义。MRI 影像具有很高的诊断精度，在评估癌细胞浸润深度、淋巴结转移、CRM 情况，显示肛管及其周围解剖学结构，以及评价手术难易程度方面颇有价值。

另外，了解既往直肠癌诊疗史、放化疗史，有助于治疗方法的选择。

（3）治疗方法的选择评估：直肠癌的治疗方法见第一章第二节临床分期和治疗方针。直肠癌的治疗原则是以治愈切除为目标的 TME 或 TSME。

目前，直肠癌的术前放化疗主要应用于临床试验中，并未成为常规性治疗。对于高度淋巴结转移，淋巴结融合、成团，癌细胞向周围脏器浸润，浸润深度达 T_{4b}，CRM 阳性等情况，多选择术前放化疗。

各种手术都有共同的手术并发症和术式本身特有的并发症，本书中在各个术式的介绍中均有不同侧重叙述。术前认真分析医患双方状况，有的放矢地准备和多学科团队协作（multi-disciplinary team，MDT）讨论，是应对各种复杂并发症、降低死亡率的有效措施。

(二) 术前准备工作

1. 术前交流、沟通。术前充分做好与患者及其家属的交流、沟通，就疾病及预后、手术治疗方案、并发症、术后生活质量、医疗费用等进行详尽交流。阐明肠造口（人工肛门）的必要性及管理方法。

2. 改善全身状态。维持患者血红蛋白 10g/L 以上、白蛋白 3.5g/L 以上。术前肠道准备期间，充分补液，维持营养状态，必要时给予静脉高营养。

3. 对于术前合并基础疾病较多的老年患者，应充分评估，以便于有效控制基础疾病。

4. 对于术前放化疗者，应了解放化疗的方法、剂量以及药物副作用，采取相应的措施，尽量降低术后并发症。术前放化疗后应合理选择手术时机，因为手术时机直接影响放化疗的肿瘤学效果、手术难度和术后并发症。Garcia-Aguilar 的研究显示，当术前放化疗与手术的间隔时间从 6 周延长至 20 周时，患者病理完全缓解率明显提升，由 18% 升至 38%，同时盆腔组织的纤维化程度也相应上升，由 2.4% 升至 4.4%。荷兰的研究也显示出同样倾向，病理完全缓解率在 11~12 周最佳，环周切缘阳性率在 7~8 周最低，而 13~14 周则呈现最高。目前，手术时机多选择在 8~10 周。

5. 需要预防或永久性人工肛门者，术前应标示好体表人工肛门位置。

6. 女性患者应做常规妇科检查，如肿瘤侵犯阴道，术前两天以 1:1 000 氯己定溶液常规冲洗阴道，术前常规碘附消毒。

7. 疑有泌尿系浸润时，术前应做膀胱镜检查和静脉肾盂造影。

8. 术前应根据患者的具体情况进行肠道准备。评估术前肠道排泄通畅情况，慢性便秘者应进行清洁灌肠。合并不完全性肠梗阻者，经肛门置入肠减压管后再行肠道准备。对于择期结直肠手术，肠道准备过程中的机械性肠道准备和服用抗生素有利于杀灭肠道细菌。肠道本身的防御功能下降、菌群失调、细菌移位等易引发术后感染性并发症。Güenaga 的荟萃研究结果表明，机械性肠道准备并不能使患者受益。围手术期的感染管理、经肠道营养、合理肠道准备有助于降低手术侵袭及感染等并发症。因此，加速康复外科（enhanced recovery after surgery，ERAS）指南不推荐常规机械性肠道准备。化学性肠道准备自 20 世纪 40 年代应用以来，由于耐甲氧西林金黄色葡萄球菌（methicillin resistant Staphylococcus aureus，MRSA）肠炎数量增加和预防感染效果的不确定性，其临床应用逐渐受限。但 2019 年美国结直肠外科医师学会指南推荐机械性和化学性肠道准备并用，2018 年日本外科感染症学会也同样推荐两者并用，不主张仅使用机械性肠道准备。

二、术中偶发症

术中的突发事件包括全身性和局部的偶发症，因直接影响患者的生命安全和脏器功能，所以术前应充分讨论，统一认识，制订预案，以备急用。

（一）术中常见偶发症

1. 心、脑、肺突发意外（如心律失常、心肌梗死；脑梗死、脑出血；肺栓塞、过敏性休克）；

2. 术中护理相关偶发症（手术体位致压疮，神经麻痹，手术器械遗漏）；

3. 电外科设备使用故障（电烧灼伤，机械吻合器械故障）；

4. 腹腔镜手术中特有的偶发症，如组织器官的误认、误伤（骶前静脉出血、输尿管膀胱损伤、肠管损伤等），视野外盲区的操作损伤，脏器的灼伤；手术录像的缺失、漏录。

术野的清晰显露、手术团队的精细配合、能量设备的合理选择是避免偶发症的关键所在。

5. 常见手术损伤部位和原因

（1）肠系膜下动脉根部淋巴结清扫时的血管损伤，乙状结肠系膜游离过深对输尿管和上腹下丛的损伤。输尿管的损伤主要因为解剖误认，既往手术局部粘连或肿瘤直接浸润等，术前留置输尿管导管，可避免其损伤。

（2）在骶前间隙误伤骶前静脉丛发生大出血，多数是术野血性污染或剥离层不正确所致。侧方淋巴结清扫出血多数是损伤了汇入髂内静脉的闭孔静脉、膀胱下静脉、阴部内静脉所致。腹腔镜手术中把持钳撕裂静脉壁或超声刀切割所致出血时可采取压迫法保持术野清晰，缝合出血点是较为有效的应对办法。

（3）直肠前间隙剥离时，未注意 DVF 和神经血管束的关系，损伤神经血管束和直肠中动脉导致出血。损伤前列腺及阴道后壁导致出血及阴道瘘。

（4）术中应仔细辨认自主神经走行，避免损伤或灼伤神经，自主神经损伤后会出现排尿困难、性功能障碍。

（5）吻合口近端结肠血运良好(肠壁断端有动脉性出血或鲜红动脉血渗血，无静脉淤血流出，肠壁色泽和蠕动佳)，会降低吻合口漏发生率。

6. 术中出血的应对。术中出血有动脉出血和静脉出血之分，动脉具有较厚的管壁，管壁外侧伴有神经及滋养血管，因动脉压力较大，故损伤时呈喷射状、单向出血。出血点易于发现，夹闭中枢侧即刻止血。静脉的解剖结构不同于动脉壁，壁薄且脆弱，周围缺少神经包绕，与周围脂肪组织层和淋巴结存在间隙，易于剥离，如牵拉力量不均匀，极易撕裂出血。静脉出血以双向涌出、污染术野、出血点模糊为特点。小的出血点能使用电能量外科器械止血，中等以上出血需要夹闭或者缝合止血。

腹腔镜直肠切除常用的止血方法有纱布压迫止血、双极电凝和电刀的凝固止血、电能量外科器械止血、血管夹止血、镜下手工缝合止血等。

对于突发全身重要脏器意外，重要的是明确原因、抢救生命；术中出血时应立即有效控制，必要时及时转开腹手术止血。术中意外的应对策略最为重要的是防患于未然，腹腔镜手术特别强调团队协调工作，助手在盲区内的操作常常是意外的隐患，应强化基础训练以提升医师安全意识和技术水准，并进行术前充分讨论，研究手术方案及技术细节。

（二）WHO 的 10 项安全手术要求

1. 手术部位正确；
2. 合理应用麻醉药；
3. 有效保证呼吸道畅通；
4. 有效应对大出血；
5. 避免诱发过敏性休克等药物性损害；
6. 降低手术部位感染风险；
7. 防止伤口内异物残留；
8. 合理处理手术标本；
9. 有效信息交流与沟通；
10. 病院应确立手术容许量。

坚持 WHO 安全手术要求，在麻醉开始前，应确认患者 ID、手术部位、手术名称、手术同意书，标示手术部位，确认检查麻醉方式和麻醉药，确认心脏起搏器正常，确认患者有无过敏史，保障呼吸道畅通及无误吸风险，确认有无出血 500ml 以上(小儿 7ml/kg)风险。皮肤切开前，医师应进行自我介绍，包括姓名及手术职责，确认患者名字、手术方法、皮切部位、60 分钟内抗生素使用与否、手术要点、重要和特殊手术程序、手术时间，预测出血量，确认患者特殊问题，记录必要的影像资料。手术结束和退室前，核对手术名称，清点器械、纱布和针，标示手术标本名字，确认有无器材问题等。

第二节 术 后 管 理

一、术后管理要点

1. 持续鼻胃管置入后，待肠功能恢复排气、造口封闭袋鼓胀后可拔除，进流食。ERAS 实施后，鼻胃管可于术后 1 天拔除，并且早期进水、进食。

2. 根据需要进行必要的营养支持,补液,保持营养。

3. 预防感染,对症止痛。

4. 术后注意观察造口肠壁颜色,注意有无回缩或坏死等情况。

5. 观察骶前引流液状况,注意颜色及流量,若引流无异常,3 天后松动引流管未见混浊和新鲜血,则可早期拔管。

6. 导尿管置入后 1 周左右拔管。拔除尿管前,应夹闭尿管,每 4 小时开放一次,训练膀胱功能 1~2 天后,方可拔管。对于老年人、前列腺肥大者,术前、术后常规服药预防和改善临床症状。

7. 术后局部管理的重点在于预防会阴部切口感染,判定有无排尿障碍以及管理人工肛门。

(1)切口感染,多见于会阴切口,需要通畅引流、换药治疗。

(2)造口回缩、坏死,需要二次缝合固定或再次手术。

(3)尿潴留多见于术中自主神经损伤或术后膀胱后倾所致。

(4)出血多数是由于创面渗血,对于活动性出血要进行外科干预。

(5)术后 2 周应检查人工肛门有无狭窄,如有狭窄,则进行人工扩肛,每 2 天 1 次,以通便为宜。

8. 离床活动以后,小肠坠落盆腔,若形成内疝易出现肠梗阻症状。根据患者状况,酌情处理。

二、常见术后并发症

术后最常见的并发症是吻合口漏,发生率在 10% 左右,其他并发症有腹腔内感染、脓肿、肠梗阻、吻合口狭窄、腹壁切口感染、淋巴漏等。随着腹腔镜高清三维图像和四通道全高清影像的应用,直肠癌手术并发症明显得到改善。直肠癌手术后,吻合口漏及腹膜炎、脓肿是患者死亡的主要原因,手术死亡率为 2%~10%,进展期癌、高龄、急症的手术死亡率则更高。术后并发症与急症、糖尿病、慢性肝炎、肝硬化、肾功能不全、营养不良、手术时间长等因素相关。BMI≥35kg/m^2 也是并发症的高危因素。日本的 JCOG0212 试验是针对直肠癌的 TME+ 侧方淋巴结清扫术与单独 TME 的安全性比较研究,TME+ 侧方淋巴结清扫术组的 351 例患者中发生手术并发症的为 76 例(22%),单独 TME 组的 350 例患者中发生手术并发症的为 56 例(16%)。其中吻合口漏在 TME+ 侧方淋巴结清扫术组中占 6.3%,在单独 TME 组中占 4.6%。术中出血在 TME+ 侧方淋巴结清扫术组中占 3.7%,在单独 TME 组中占 1.4%。盆腔脓肿在 TME+ 侧方淋巴结清扫术组中占 1.7%,在单独 TME 组中占 0.6%。因此,对手术并发症的预防和处理应从消除不利因素入手,在术前、术中、术后综合考量,采取措施进行妥善处理。

(一)吻合口并发症管理

1. 吻合口漏

(1)吻合口漏的发生率和诊断标准:吻合口漏发生率各家报道不一,为 3%~22%。日本国家临床大数据资料显示,16 695 例低位前切除患者的术后 30 天内死亡率为 0.4%,手术死亡率为 0.9%,吻合口漏发生率为 10.2%。

吻合口漏的定义和分级主要参照 2010 年国际直肠癌研究组(International Study Group of Rectal, ISREG)的标准。吻合口漏是结肠与直肠或肛管吻合部位的肠管壁出现完整性中断、缺损,致使管腔内外交通,出现渗漏。按照其严重程度分成 3 级。A 级为亚临床吻合口漏,也称影像学吻合口漏,引流管内容物为浆液性或混浊、有粪渣的引流液。影像学呈小的吻合口漏,无临床症状,不需特殊处理。B 级吻合口漏有腹痛、发热症状,引流液为粪渣样引流液,白细胞和 C 反应蛋白指数升高,要积极采取保守治疗。C 级吻合口漏会导致腹膜炎、脓毒血症,需要手术治疗。

(2)吻合口漏的常见原因:吻合口漏的形成与诸多围手术期危险因素相关。术前的基础疾病(如前列腺肥大、肥胖、糖尿病等)、骨盆狭窄、肿瘤过大、术前放化疗和超低位肿瘤等都是其高风险因素。Rodrigaez-Ramirez 报告术前给予 45Gy 照射剂量的直肠癌患者,其吻合口漏发生率明显增高。Buie 也有同样的报告,术前放化疗后行 TME 的患者,其吻合口漏发生率为 18%,可见术前放化疗是吻合口漏的高风险因素。另外,术前肠道准备不足如不完全性肠梗阻、近端肠壁肥厚水肿、未行充分的肠道减压(肠梗阻导管的使用、支架管的应用、术前肠造瘘)等也会导致吻合口漏。

结直肠边缘血管及供氧血管处理不当所致不必要的远端肠管切除、术中失血过多、腹腔和骨盆腔炎症,系膜剥离过长导致肠管无血管,近端肠管因不完全性肠梗阻致管壁肥厚、水肿,血运处理不当静脉回流障碍所致肠管壁淤血水肿,吻合器选用、操作方法不当所致吻合口高张力以及手工缝合技术缺陷等,均可造成吻合口漏的发生。

吻合口漏与手术方式有一定关系,腹腔镜 taTME 的吻合部位多数在肛管直肠环上下,具有很高的风险。另外,术中失血过多,术后循环不稳定,心肺状态差,伴有低氧血症、心脏功能不全,血糖控制不当,引流管理失当等也是造成吻合口漏的常见风险因素。有效控制吻合口漏的高危因素,将全身因素带来的风险,手术侵袭、吻合技术风险控制在最低限度,必要的预防性人工肛门等措施是降低风险的有效方法。

(3)吻合口漏的处理:处理方法依据漏的程度有所不同。吻合口漏的临床表现与吻合口部位的高低、漏口大小、漏的流量、漏口周围环境、引流畅通程度、腹膜炎波及范围、对全身状态的影响等有关。高位吻合、部分 ISR 吻合,漏口大、漏出物量多、腹腔污染严重者易导致泛发性腹膜炎和全身危象,多数要进行急诊手术,没有预防性人工肛门的患者要做人工肛门(结肠单腔造口,原吻合部位旷置)和盆腔引流。次全或全切 ISR 的吻合位置低,发生漏多在术后 5~7 天,多呈局限性腹膜炎,可行充分盆腔引流和保持肛门通畅或留置肛管内引流控制感染,同时加强营养。

预防性人工肛门的应用能否降低吻合口漏发生率仍颇有争议,但其对降低吻合口漏发生后危害在业界已有共识。患者存在吻合口漏高风险因素包括:前列腺肥大、前列腺癌或妇科肿瘤患者曾有接受过放射线治疗史、肥胖、长期使用激素类药物、糖尿病患者血糖控制不佳、营养不良、尿毒症等。肿瘤学影响因素包括肿瘤过大影响盆腔手术操作、周围淋巴结广泛转移、术前化疗或放化疗等。肿瘤引起肠梗阻可导致近段肠管质量不佳。外科技术影响因素包括术中出血量多、吻合口具有张力、机械吻合钉合不确切、吻合口血运不良等,为避免这些因素影响,可选择预防性人工肛门。

留置肛管内引流与预防性人工肛门均可降低吻合口漏的风险。具有缓冲直肠内压作用的直肠顺应性和耐受性因直肠手术而降低和消失后,肛门收缩会升高肛管内压,进而压迫吻合口部位,造成肠管血运及运动障碍,导致内容物淤滞。留置肛管内引流能早期引流出肠道内容物,降低内压。吻合口位置低(距离肛门缘5cm以内)时,安置肛管内引流管是有意义的。Shigeta 对 909 例留置肛管内引流的荟萃分析发现,该操作能减少肠道内压力和漏出量,有效防止吻合口漏导致的患者重症化。Shiomi 报告的一项前瞻性临床研究显示,在 1 000 例直肠癌手术中有 90% 为低位前切除,放置人工肛门的吻合口漏发生率为 10.9%,未放置人工肛门的吻合口漏发生率为 15.8%(P=0.26),放置人工肛门的再手术率为 0.6%,未放置人工肛门的再手术率为 9.1%(P<0.001),可见人工肛门具有防止吻合口漏重症化的作用。此外,吻合口漏发生后要高度重视全身状态的维护和管理。

2. 吻合口狭窄

吻合口狭窄的发生率和判定标准各家报道不一,吻合口狭窄诊断标准包括管腔直径在2/3以下;12mm 直径的肠镜、食指不能通过吻合口。因此其发生率波动范围较大,为 3%~30%,多发生于术后 6 个月内。吻合口狭窄有 3 种类型:膜性狭窄、管状狭窄、弥漫性狭窄。碘水造影检查可以观察到狭窄部位、程度和类型。吻合口狭窄长度多数小于 1cm。发生原因以吻合器使用失当、吻合口漏、盆腔脓肿、放化疗后致狭窄最为常见。处理方法多采取手指扩张或内镜下球囊扩张,也有再次手术切除吻合等。

(二)吻合口愈合的管理

掌握肠道吻合部位的愈合机制与特性、综合判断消化道吻合的各种影响因素、坚持安全吻合的基本原则和规范的吻合操作技术是吻合口成功愈合的前提。

1. 吻合口愈合机制和影响因素

(1)吻合口愈合机制:吻合口愈合包括力学愈合期、组织学愈合期和成熟期,并在各种细胞因子、增殖因子的调控下完成愈合过程。愈合初期,吻合部位的结合依赖于缝合线张力,此期在组织学上呈现炎性反应;其后 3~5 天吻合部位的成纤维细胞增殖、毛细血管新生、胶原蛋白的产生增加、黏膜上皮新生、初期愈合在术后 7 天基本完成。重塑时期,吻合口保持着良好的组织间结合力,进行生理性的具有收缩功能的修复愈合。消化道吻合的愈合主要在富含血管淋巴管网、存在大量胶原蛋白的黏膜下层进行。黏膜由上皮细胞增殖覆盖修复,固有肌层、浆膜层以纤维化方式愈合。肠道吻合时的层层对合有益于修复愈合。1827 年 Lembert 曾提出吻合三原则:①黏膜与黏膜缝合不愈合;②黏膜与浆膜缝合愈合不充分;③浆膜与浆膜缝合愈合佳。该原则从愈合方式分析了层层对合的吻合是更为理想的消化道吻合方法。

（2）吻合口愈合的影响因素:肠道吻合口愈合是复杂、多因素介入,有时间依赖性的动态过程,愈合过程是在特定条件下进行的。诸多因素,如消化液的容量、性质、内容的作用和影响,肠道内细菌以及菌群失调的感染威胁,肠道吻合时麻醉的不奏效,肠道自身自律性收缩、蠕动、痉挛的干扰,缝合线材质在组织内的刺激和变化等,都对吻合部位及愈合产生独有的影响(表 4-1)。

表 4-1 吻合口愈合的影响因素

局部影响因素	全身影响因素
手术技术因素	存在基础疾病
缝针遗漏、肠壁层间对合不良	糖尿病、黄疸
器械操作违规损伤、异物内嵌	肝功能异常、肾功能异常、营养不良、低蛋白血症、贫血
吻合口因素	免疫状态
血供不良、局部低氧状态	免疫性疾病、抗癌药物
腔内高压、腔外高张力	激素类药物使用中
	肾透析
感染因素	高龄
肠腔内外感染因素(腹膜炎)	
肠道菌群失调	
放疗	循环障碍、低氧血症

2. 吻合口管理的注意要点　结肠吻合应遵循安全吻合原则,患者如有营养不良、高龄、糖尿病、肠梗阻、黄疸、激素使用史、癌性腹膜炎、炎性水肿等异常情况时,应选择安全合理的吻合方式。肥胖患者（BMI≥30kg/m^2）的吻合口漏发生率明显增加,BMI 是发生吻合口漏的独立危险因素。肥胖患者的内脏脂肪堆积,血管走行辨认困难,手术开展困难。由于脂肪组织脆弱,其内小血管易于破裂出血,剥离止血的困难也增加了手术操作难度。高度肥胖常伴有 2 型糖尿病和代谢综合征等,术前控制体重有助于避免并发症的发生。

医师应熟悉使用器械,了解材料特性及其对组织的影响,以避免手术操作中的医源性损害(如镊子、钳子挟持力对组织的挫伤,电刀的热伤,缝合材料的物理性损伤和致组织的炎性反应)。

吻合技术的缺陷可直接引发吻合口出血、漏、狭窄等并发症。吻合缝合的不完善与操作部位及组织的解剖学特征有关,血肿、水肿部位,管壁厚度、口径存在差异,术野操作受限,往往容易产生上述问题。所以在选择和确认吻合部位肠管时,应避开局部慢性炎症肥厚纤维化肠管、存在憩室肠管、血肿部位。保持远近段吻合口在良好血运状态和无张力状态下吻合。

吻合口出血是导致吻合口漏的常见问题,对于出血部位应加针缝合止血。吻合口漏在缝合层部分脱落、缝合不完整或间隔不佳时容易产生,应层层对合,进行良好的全层缝合。缝合材料要适宜。准确适量的组织对合,适宜的缝针缘距、间距,可靠适度的结扎会降低吻合口漏的风险。吻合口组织挫伤、血运不佳、吻合口张力大、吻合口血肿,缝合不完善,缝合线割裂伤等均是导致吻合口漏的风险因素。吻合、缝合时应注意准确判定吻合部位的血液循环状态,以保证在血运良好条件下吻合。术中循环状态的判定方法有组织氧分压测定法以及肠壁色调、肠管蠕动、血管搏动判定法。术中应避免损伤血管而影响动脉营养以及静脉回流,壁内外的血管交通无论动静脉均应予以保留,以最小程度依赖脏器壁内血流。术中吻合处理情况与吻合口漏是否发生有直接关系。吻合口位置与吻合口漏的发生具有相关性,吻合口位置距离肛缘5cm以内时,吻合口漏的发生率是5cm以外的10倍,且距离肛缘越近,发生漏的风险越高。术前、术中的管理和质量控制是预防吻合口漏的关键要素。

吻合口狭窄与手术技术和吻合口的愈合方式密切相关。吻合过程中的处理不当,如肠壁翻入过多、过度缝合、吻合口扭曲、血运障碍、血肿、感染、器械吻合时追加缝合等情况是产生膜性狭窄的主要原因。Matsuda M报道各种吻合法的吻合口狭窄发生率差异不具有统计学意义,而且吻合口狭窄与环形吻合器大小无关。瘢痕性狭窄与吻合口愈合不良有关。吻合口漏的组织愈合过程中吻合口周围易形成炎性肉芽肿,致使纤维组织增生,瘢痕挛缩,尤其多见于微小的隐匿性漏。预防及处理方法有:①提高缝合技术,保证安全的间距、缘距;②翻入适度;③避免肠壁血运不佳、缺血、水肿;④防止器械吻合使肠管紧张;⑤选择适合的砧座。

三、肛门功能评价

(一)影响术后生活质量(quality of life,QOL)因素

常见的影响术后生活质量(quality of life,QOL)因素有:①大便失禁(如夜眠时的漏出性便失禁和具有便意时的紧迫性便失禁);②大便次数增多;③便秘;④便后残留感;⑤肛门疼痛;⑥黏膜脱垂;⑦吻合部狭窄等因素导致排便困难、出血等。

(二)肛门功能的评价方法

1. Wexner评分量表 评价指标为成形大便失禁、液状大便失禁、排气失禁、使用护垫、日常生活受限。以上5个项目每一项积0~4点,通过累积点数进行评价。

2. Kirwan分级 分成1~5级。1级:控便良好,没有失禁;2级:偶有液状大便漏出或排气失禁;3级:时常有液状大便漏出,使用护垫,偶有成形粪便漏出;4级:经常有成形粪便漏出;5级:完全肛门失禁,需要人工肛门。

3. 改良大便失禁生活质量问卷(modified fecal incontinence quality of life scale,m-FIQL)。

4. 生理学检查

(1)肛管内压测定:静息压和肛门括约肌收缩时的内压。肛管静息压为6.7~9.3kPa,收缩压为13.3~24.0kPa,直肠感觉容量为10~30ml,直肠最大容量为100~300ml,肛管高压区长度为2.0~3.5cm。

(2)肛门黏膜刺激阈值:评价肛门感觉。

(3)排便造影:Yamada的资料显示ISR术后肛门的功能状态如下。完全ISR中有57.9%满意的肛门功能,部分ISR中有78.3%满意。Martin报告ISR后,可完全控制排便者占51.2%,护垫表面污秽者占29.1%,排便紧迫者占18.6%,有的患者合并两种或两种以上情况。

(4)肛管超声检查:评价内外括约肌有无损伤。

(三)功能障碍的防治策略

肛管全长为3~4cm,具有复杂的解剖学构造,任何损伤都将会使肛管静息压降低、直肠依从性降低、肛管知觉障碍、吻合口近端肠管痉挛、输送力下降,进而导致不规则排便、顽固便秘、大便失禁等,给患者带来极大的痛苦和不便。

1. 直肠癌术后肛门功能评价

(1)临床症状评价:Kirwan分级、Wexner评分量表、St.Mark便失禁评分、大便失禁严重指数(fecal incontinence severity index,FISI)。

(2)QOL评价:欧洲癌症研究协会使用结直肠癌患者生活质量问卷(EORTC QLQ-C38)包括肛门功能障碍、人工肛门、排尿排便障碍等项目;使用大便失禁生活质量问卷(FIQL)和m-FIQL评估术后大便失禁。

（3）生理学检查的功能评价：直肠肛门内压测定是定量评价肛门括约肌收缩力的检查。直肠肛管感觉检查是评价直肠储便能力的定量评价法。排便造影利用排便时的形态学变化来评价直肠肛门功能。

2. 术中维护排便功能的策略

（1）维系肛管静息压：直肠的内括约肌在肛管部分肥厚，向下至括约肌间沟，有自主神经支配的不随意肌，维系肛管的持续关闭作用。直肠纵行肌和肛提肌的一部分融合，放射状分布在肛门周围，内行分支贯穿内括约肌形成黏膜支持韧带，外行分支分割外括约肌，附着于肛门上皮、肛管周围皮肤，维系肌肉功能。肛门内括约肌、肛门垫结构决定了肛管的容量，并具有维系肛管静息压的功能。肛门垫是由血管和结缔组织构成的柔软组织，与内括约肌共同充填肛管。直肠切除后，肛管内腔容积减少，耻骨直肠肌并不能充填缺损。外括约肌肌筒将存在 2cm 缺损，肛门呈开放状态，故而大便失禁不可避免。

（2）维系有效肛管长度：耻骨直肠肌固定组织的剥离和切除会对功能产生影响。耻骨直肠肌在直肠后壁 6 点方位形成其固定组织，此切除部分的组织结构可见平滑肌肌动蛋白阳性纤维及平滑肌与横纹肌的混杂组织，其中平滑肌呈环形。这个固定组织使耻骨直肠肌的肌束沿直肠长轴方向广泛存在，保持有效的肛管长度，形成直肠肛门角（90°~120°）。内括约肌切除术重建时耻骨直肠肌上缘的固定操作对于维系肛门功能十分重要。

（3）维系神经功能：以齿状线为界，肛管近侧端受自主神经支配，肛管下部受体神经支配。所以外括约肌的运动和齿状线以下区域的知觉受会阴神经支配。ISR 中进行知觉的重建是困难的，所以应尽可能保存肛门上皮以维系感觉，这样可以保持对直肠黏膜滑脱和直肠内容物（气体、液体）的区别功能。自主神经支配的内括约肌和体神经支配的外括约肌可维持肛门的持续关闭以及肛提肌的张力，均可防止粪便泄漏。

除上述病理生理学因素外，根部结扎离断肠系膜下动脉致用于重建的左侧结肠血流低下，交感神经、副交感神经（下腹下丛分支）损伤会引发吻合部结肠运动异常、痉挛、输送功能迟缓。均是直肠术后排便功能障碍的原因。在神经浅层进行淋巴结清除可以保留神经。

3. 重建肛门功能　肛门功能重建技术：①耻骨直肠肌固定、肛直角重建以保持有效的肛管长度；重建肛管内容积；维系肛门静息压；肛缘重建防止黏膜脱垂。②保存肛门部上皮以维系肛门感觉。③保证吻合部近端肠管充分血流和保存副交感神经（结肠支）以防止近端肠管痉挛。④各种储袋吻合重建和肛门括约肌重建，如 J 型储袋吻合、肛门括约肌重建术、Pickrell 的有蒂薄肌移植等。

4. 综合防治措施　伴有功能障碍时可通过调整生活方式，应用药物疗法、理学疗法，进行盆底肌肉训练等综合治疗。还可以行骶神经刺激以及造设人工肛门。

四、排尿功能障碍和性功能障碍

1. 排尿功能障碍

（1）发生率：直肠手术尤其是低位直肠手术、侧方淋巴结清扫术中，排尿功能障碍和性功能障碍的发生率约为 30%，其原因为手术损伤腹下神经和下腹下丛。术中应充分注意保护神经，避免术中电、热损伤，可降低排尿功能障碍的发生率。有资料显示未应用直肠全系膜切除术，术后排尿功能障碍发生率为8%~54%，应用直肠系膜全切除术后其发生率为 0~4%。

（2）评价方法：人体排尿功能受盆内脏神经（支配膀胱逼尿肌，控制排尿）、腹下神经（支配膀胱颈部，控制储尿）、阴部神经（协调排尿作用）共同支配。其中任何环节的损伤都将导致功能障碍。

排尿功能障碍程度的评价方法主要有残留尿量测定、尿流测定、尿流动力学测定。尿流动力学测定能够鉴别排尿障碍来源于下段尿路闭塞还是排尿肌收缩功能低下。超声检查对残留尿量测定较为简单可行。排尿功能障碍的问诊项目通常采用国际前列腺症状评分（international prostatic symotom score，IPSS），但要注意其中不含有尿失禁项目。

（3）对策：首先要确保水分摄取，确保最低限尿量在1 500~2 000ml。通过膀胱知觉训练、腹压式排尿训练、自我导尿训练促进膀胱功能恢复。

2. 性功能障碍

（1）勃起、射精的解剖学基础：勃起中枢位于骶髓（S_2~S_4），受来自中枢和阴部性兴奋的刺激，副交感神经的盆内脏神经兴奋，松弛其支配的阴茎海绵体血管及海绵窦平滑肌，血流进入海绵窦，升高内压，使白膜下静脉受压，血流流出受阻引起勃起。射精活动是由于来自阴茎的信号通过阴茎背神经传入到骶髓及胸腰段脊髓，再由此发出信号，通过腰内脏神经和腹下神经传递到输精管、尿道、膀胱颈、尿道，完成前列腺液分泌，输精管和精囊向尿道放出精液，同时关闭膀胱颈，防止精液向膀胱逆流。最后阴部神经控制尿道外括约肌、球海绵体肌和坐骨海绵体肌收缩而完成射精活动。

（2）发生率：直肠手术后有较高概率发生性功能障碍，男性主要表现为勃起、射精障碍。手术方式及技术直接影响其发生率，应用直肠系膜全切除术前为40%~65%，应用后为10%~50%。在正确的剥离层之间进行的TME，腹下神经、下腹下丛均可在直视下予以保护、保留，极大降低了性功能障碍的发生率。循证医学研究的JCOG0212试验是关于保留自主神经在侧方淋巴结清扫中的有用性的研究，试验发现尽管保留了相关神经，但TME组的性功能障碍发生率为68%，TME+侧方淋巴结清扫术组的发生率为79%，可见性功能障碍仍高频发生。

（3）评价和处理：性功能障碍的问诊项目参照国际勃起功能评分（international index of erectile function，IIEF），但其中不含有射精障碍。射精障碍根据自觉症状易作出诊断。勃起障碍的定量评价较为困难。女性的性功能障碍发生率为19%~62%，评价项目包括阴道湿润度低下、性交痛、性欲低下等。目前主要使用欧洲癌症治疗研究组织的生活质量测定量表（Quality of Life Questionnaire，EORTCQLQ-C30）、结直肠癌患者特异性生活质量量表（Colorectal cancer specific quality-of-life questionnaire module，QLQ-CR38），女性性功能指数（female sexual function index，FSFI），心理幸福感相关量表［简明症状量表（brief symptom inventory，BSI）；抑郁/焦虑分量表；事件冲击量表（impact of event scale-revised，IES-R），自我形象影响量表］等评价。

PDE-5阻断剂可用于治疗勃起功能障碍。女性性功能障碍主张采取心理、精神调节和药物治疗。

五、人工肛门并发症及管理

人工肛门放弃了原有的正常途径排便，会给患者带来包括心理问题在内的诸多不便。因此，术前的心理照护也是医疗和护理应予以关注的内容。

1. 人工肛门的分类和特征　人工肛门有两种类型，即永久性人工肛门和暂时性人工肛门。典型的永久性人工肛门为经腹会阴直肠切除术时将乙状结肠断端在左侧腹壁固定造口，承担肛门的作用。暂时性人工肛门主要用于低位直肠癌放化疗后，对于有吻合口漏高风险的吻合口进行保护性预防造口，利用回肠人工肛门排泄消化道内容物，原疾病治愈后将予以关闭，恢复肠道的连续性和正常功能。

人工肛门根据使用的肠道，分成回肠人工肛门和结肠人工肛门。根据形态分为单腔或双腔人工肛门。

人工肛门使用乙状结肠进行单腔造口时，乙状结肠造口肠管拉出的方法分为直接将其拉出腹腔后在腹壁造口的腹腔内法和通过腹膜外径路的腹膜外法。最终将肠管与腹壁进行缝合吻合，完成人工肛门造设。

乙状结肠人工肛门的排泄物多为有形软便；横结肠人工肛门多为稀便；回肠人工肛门主要为小肠液，对皮肤的刺激性强，皮肤炎症多见且严重。

2. 人工肛门的管理　人工肛门的位置设计应在术前与患者共同完成。位置选择的基本原则为脐下患者自己易于管理的位置，避开皮肤皱褶部位、放置腰带位置以及放疗部位。且应考量患者的身高、体形、立卧位舒适度等。在院期间的术后管理由护士具体实施管理，同时教会患者出院后的自我护理方法。

3. 人工肛门并发症及对策 人工肛门相关并发症通常分为造口并发症、造口周围皮肤并发症和代谢性并发症。前两种主要与外科手术技术和造口管理相关,代谢性并发症主要发生于回肠造口。造口并发症的种类及分级见表4-2。

表 4-2 造口并发症种类及分级(依据常见不良事件评价标准 4.0 版)

	定义	1 级	2 级	3 级	4 级	5 级
分级原则	—	轻症:无症状;或者仅有轻度症状;仅存在临床所见及检查所见;无须治疗	中度症状:最小限度/局限的/需要非侵袭性治疗;与年龄相符的身边以外日常生活受到限制。	虽然存在重度症状或者医学上的重大事件,并不威胁生命;需要住院或者是需要延长住院时间;活动不能/动作不能;身边日常生活也受到限制	威胁生命;需要紧急处置	由于有害事件发生而导致死亡
1. 造口部感染	造口的感染	局限性、需要局部处置	需要服药治疗(例:抗菌药物/抗真菌药物/抗病毒药物)	需要静脉注射抗菌药物/抗真菌药物/抗病毒药物;需要介入治疗或外科处置	威胁生命;需要紧急处置	死亡
2. 消化道造口坏死	发生在消化道造口的坏死	—	表层坏死;无须治疗	需要住院或者择期外科处置	威胁生命;需要紧急处置	死亡
3. 肠管造口部漏	肠管造口部的内容物的漏出	无症状仅有临床所见;无须治疗	有症状;需要内科治疗	存在重度症状;需要介入处置/内镜处置/择期外科处置	威胁生命;需要紧急处置	死亡
4. 肠管造口部闭塞	肠管造口部的正常流出被阻断	—	可自行缓解;无须治疗	存在重度症状;需要静脉输液、经管营养;≥24 小时全静脉营养;需要择期外科处置	威胁生命;需要紧急处置	死亡
5. 消化道造口部出血	发生在消化道造口的出血	仅为临床可见的轻微出血;无须治疗	中度出血;需要内科治疗	重度出血;需要输血;需要介入治疗/内镜治疗	威胁生命;需要紧急处置	死亡
6. 肠管造口脱出	肠管造口从腹壁表面突出	无症状,还纳可能	手法复位后再发;局部刺激感和排便漏出;安置造口用品困难;身边以外的日常生活受到限制	存在重度症状;需要择期外科处置;身边日常生活受到限制	威胁生命;需要紧急处置	死亡
7. 消化管造口狭窄	消化管造口的狭窄	—	有症状;<24 小时全静脉营养;需要床旁手法扩张	消化管功能高度变化;经管营养或者全静脉营养,需要住院;择期需要外科处置	威胁生命;需要紧急处置	死亡

参 考 文 献

[1] GARCIA-AGUILA R,CHOW O S,SMITH D D,et al. Effect of adding mFOLFOX6 after neoadjuvant chemoradiation in localy advanced rectal cancer:a multicentre,phase Ⅱ trial [J]. Lancet Oncol,2015,16(8):957-966.

[2] ROMBOUTS A J M,HUGEN N,ELFERINK M A G,et al. Treatment interval between neoadjuvant ghemoradiotherapy and surgery in rectal cancer patients:a population-based study [J]. Ann Surg Oncol,2016,23(11):3593-3601.

[3] GÜENAGA K F,MATOS D,WILLE-JORGENSEN P.Mechanical bowel preparation for elective colorectal surgery [J].Cochrane Database Syst Rev,2011,（9）:CD001544.

[4] MIGALY J,BAFFORD A C,FRANCONE T D,et al. The American Society of Colon and rectal surgeons clinical practice guidelines for the use of bowel preparation in elective colon and rectal surgery [J]. Dis Colon Rectum,2019,62(1):3-8.

[5] 日本外科感染症学会.消化器外科SSI予防のための周手術期管理ガイドライン[M].東京:診断と治療社,2018.

[6] 金光幸秀,小森康司,木村賢哉.大腸癌の治療[J].臨床,2012;67(11):250-257.

[7] MATSUBARA N,MIYATA H,GOTOH M,et al .Mortality after common rectal surgery in Japan:a study on low anterior resection from a newly established nationwide large-scale clinical database [J]. Dis Colon Rectum,2014,57(9):1075-1081.

[8] RAHBARI N N,WEITZ J,HOHENBERGER W,et al. Definition and grading of anastomotic leakage following anterior resection of the rectum:a proposal by the International Study Group of Rectal Cancer [J].Surgery,2010,147(3):339-351.

[9] RODRIGUEZ-RAMIREZ S E,URIBE A,RUIZ-GARCIA E B,et al.Risk factors for anastomotic leakage after preoperative chemoradiation therapy and low anterior resection with total mesorectal excision for locally advanced rectal cancer [J].Rev Invest Clin,2006,58(3):204-210.

[10] BUIE W D,MACLEAN A R,ATTARD J A,et al.Neoadjuvant chemoradiation increases the risk of pelvic sepsis after radical excision of rectal cancer [J].Dis Colon Rectum,2005,48(10):1869-1874.

[11] SHIGETA K,OKABAYASHI K,BABA H,et al. A meta-analysis of the use of a transanal drainage tube to prevent anastomotic leakage after anterior resection by double-stapling technique for rectal cancer [J]. Surg Endosc,2016,30(2):543-550.

[12] SHIOMI A,ITO M,MAEDA K,et al .Effects of a diverting stoma on symptom anastomotic leakage after low anterior resection for rectal cancer:a propensity score matching analysis of 1 014 consecutive patients [J]. J Am Coll Surg,2015,220(2):186-194.

[13] MATSUDA M T,TSURUTA M,HASEGAWA H,et al. Transanal drainage tube placement to prevent anastomosis leakage following colorectal cancer surgery with double stapling reconstruction [J]. Surg Today,2015,46(5):613-620.

[14] YAMADA K,OGATA S,SAIKI Y,et al. Long-term result of intersphincteric resection for low rectal cancer [J]. Dis Colon Rectum,2009,52(6):1065-1071.

[15] MARTIN S T,HENEGHAN H M,WINTER D C,et al. Systemic review of outcome after intersphincteric resection for low rectal cancer [J]. Br J Surg,2012,99:603-612.

[16] CHANG P L,FAN H A. Urodynamic studies before and/or after abdominoperineal resection of the rectum for carcinoma [J]. J Urol,1983,130(5):948-951.

[17] QUAH H M,JAYUE D G,EU K W,et al. Bladder and sexual dysfunction following laparoscopically assisted and conventional open mesorectal resection for cancer. [J]Br J Surg,2002,89(12):1551-1556.

[18] MAURER C A,ZGRAGGEN K,RENZULLI P,et al. Total excision preserves male genital function with conventional rectal cancer surgery [J]. Br J Surg,2001,88(11):1501-1505.

[19] SANTANGELO M L,ROMANO G,SASSROLI C. Sexual function dafter resection for rectal cancer[J].Am J Surg,1987,154(5):502-504.

[20] 高橋賢一,舟山裕士,西條文人,ほか.消化管ストーマ造設術後の合併症の分類と問題点[J].日本大腸肛門病会誌,2011,64(10):853-859.

第五章

腹腔镜肿瘤特有系膜切除术

一、概况

(一) 背景

肿瘤特有系膜切除术（TSME）是继 1982 年英国 Heald 的全直肠系膜切除（TME）后美英澳于 1999 年提出的概念。TME 对直肠癌的治疗确实具有良好效果，成为了中下段直肠癌的标准手术方式。正确选择剥离层面，完整、彻底地全直肠系膜切除，可以保证直肠系膜远端切缘和环周切缘安全，无疑能降低局部复发率，延长患者生命。

20 世纪 90 年代，世界各国采用将直肠深筋膜包绕直肠系膜，在肛提肌附着层面全部切除的 TME，使局部复发率由传统手术的 20%~33% 降到 5% 以下，5 年生存率提升 20%。Havenga 对 1 441 例直肠癌手术效果进行统计发现，TME 的局部复发率为 4%~9%，传统手术则为 32%~35%，差异具有明显统计学意义。这证实了 TME 在肿瘤学控制方面具有特殊意义。但 TME 手术并发症的问题也随之而来，吻合口漏的发生率上升。挪威的一组资料显示，TME 倡行前吻合口漏的发生率为 8%，应用 TME 后为 16%，呈倍数增长。Heald 的资料也显示 TME 的吻合口漏发生率为 17.4%。

1998 年美国克利夫兰医学中心总结了 891 例直肠癌手术资料，特别对中上段直肠癌术后局部复发率进行比较后，提出了对上段直肠癌 TME 的质疑，认为上段直肠癌无需 TME。同期，美国梅奥医疗集团基于对 514 例直肠癌的解析，提出 TSME 的概念。该理论的核心是依据肿瘤学需要进行原发灶和相关系膜的切除，并非按照胚胎发生学的器官解剖单位进行整体器官组织切除。该理论按照肿瘤部位及其临床分期对直肠癌可能转移的系膜进行"量体裁衣"式切除，而不是单纯简单地套用直肠癌全直肠系膜切除。

1999 年，美国、英国和澳大利亚的结直肠外科医师协会形成共识，规范了肿瘤特有系膜的概念、确切的切除范围、合适的切缘距离等，给 TSME 的临床应用提供了确切的理论依据。

(二) 远端切缘范围

直肠癌分成上、中、下段癌。根据肿瘤部位不同，外科的治疗方式也有所不同。中、低位能否保留肛门与远端切缘密切相关。

在直肠癌 Miles 手术治疗为主流的时代，梅奥医疗集团的 Dixon 在 1948 年成功完成直肠癌经腹直肠前切除术，通过腹腔入路完成肿瘤切除，肠道吻合采用手工双层缝合吻合。手术安全且效果佳，5 年生存率为 63.7%，该术式显示出比 Miles 手术更具优越性，但远端切缘距离成为关注的焦点。1949 年，Best 和 Blair 最先从肿瘤学角度提出安全切缘距离为 3.5cm。1951 年，Goligher 对 1 500 例直肠癌切除标本进行了病理学检索后，提出肿瘤在黏膜下层向远侧进展者为 6.5%，肿瘤下缘向远端进展超过 5cm 者小于 2%，因此提出直肠癌远端肠管切除长度应为 5cm，并且成为直肠癌手术的标准。

Guillem 等对 109 例直肠癌进行 TME,远端切缘为 0.4~10cm,平均 2.1cm,病理学检查有 2 例(1.8%)远端肠管壁内扩散,浸润距离小于 1cm,据此提出 TME 的切缘应大于 1cm。

Hida 对于直肠癌不同部位不同分期的肛门侧肠壁内浸润距离进行了大样本的病理学研究,发现 T_3、T_4 期肿瘤肛侧浸润最远为 2cm,分别占 3.1%、8.3%,而 T_1、T_2 期没有发现浸润。对于下段直肠癌肛侧肠壁内浸润距离小于 1cm,其余部位的直肠肿瘤肛侧肠壁内浸润可达 2cm。Williams 也就此问题展开研究,50 例直肠癌病例中直肠癌远端肠壁内浸润占 24%,黏膜下层进展 1cm 以内的仅占 14%;黏膜下进展超过 1cm 共计 5 例(10%),这 5 例病人均为低分化腺癌伴淋巴结转移,且 3 年内全身转移,即使远端切缘达到 5cm,也不改善预后。

St. Mark's 医院的 Pollett 和 Nichlls 对 334 例直肠癌切除标本进行研究发现,对于远端切缘 2cm 和 5cm,无论是局部复发率还是长期生存率,两者之间比较差异都没有统计学意义,故认为 2cm 为最佳远端切缘。近年的研究也证实 2cm 与 5cm 的远端切缘在局部复发率上差异无统计学意义。更多的文献显示少有病例超出上述范围的浸润。

现今,日本《大肠癌治疗指南》规定在临床分期 0~Ⅲ期,RS、Ra 部位癌的远端切缘在 3cm 以上,Rb 癌为 2cm 以上。

(三)直肠系膜切缘范围

直肠系膜内的淋巴结转移、脉管侵袭、神经侵袭等处的彻底清除直接关系到患者预后。1982 年,Heald 提出的全直肠系膜切除,降低了局部复发率,成为标准治疗。然而上段直肠癌合理的直肠系膜切除范围备受关注,在保证根治性的同时,器官的功能和手术并发症也都是应考虑的问题。

关于直肠癌在直肠系膜内的波及范围,诸多研究提示最远距离在 5cm。Scott 认为是 4cm,Reynold、Karanjia 认为是 5cm。Hida 回顾性研究的数据显示,198 例直肠癌中有直乙交界部癌 40 例、上段直肠癌 80 例、下段直肠癌 78 例,直肠系膜内淋巴结的检出率平均为 73.5 枚,T_3 和 T_4 期肿瘤肛门侧淋巴结转移至肿瘤下缘 4cm,分别占 2.4% 和 4.2%。系膜内转移小于 3.0cm。直乙交界部癌远端直肠系膜淋巴结转移率为 10%,最远淋巴结转移距离肿瘤下缘 2cm。上段直肠癌远端直肠系膜淋巴结转移率为 26.3%,最远淋巴结转移距离肿瘤下缘可达 4cm。下段直肠癌远端直肠系膜淋巴结转移率为 19.2%,最远淋巴结转移距离肿瘤下缘 3cm。在 T_1、T_2 期没有发现肿瘤下缘水平以下的淋巴结转移。因此在 T_3、T_4 期,5cm 的直肠系膜切除范围可以满足肿瘤学的要求。

Grinnell 报告的 118 例直肠癌中,淋巴结转移 5 例,淋巴结转移距离肿瘤下缘 1~2cm。Goligher 报告的 1 500 例直肠癌病例中,淋巴结转移 98 例,淋巴结转移距离肿瘤下缘 0.6~2cm。Williams 报告的 50 例直肠癌病例中,淋巴结转移 3 例,淋巴结转移距离肿瘤下缘 0.7~1.3cm。Scott 报告的 20 例直肠癌中,淋巴结转移 4 例,淋巴结转移距离肿瘤下缘和直接浸润处 1~3cm。

TME 在低位直肠癌中的应用价值已经证实,上段直肠癌保证直肠系膜切缘 5cm 的效果与 TME 相同,因此,TME 的概念包含此部分。

1998 年克利夫兰医学中心的 Lopez-Kostner 提出上段直肠癌无须进行全直肠系膜切除。作者按照肿瘤距离肛门缘的距离将 891 例分为直肠下段(距离肛缘小于 10cm)、直肠上段(距离肛缘 10~15cm)及乙状结肠(15cm 以上)3 组进行临床比较。所有直肠癌手术根部结扎肠系膜下动脉(IMA)。处理上段直肠癌时远端肛管切缘距肿瘤下缘 5cm,在肠管同一水平垂直处理该段肠管,切除直肠系膜,避免圆锥形离断直肠系膜。下段直肠癌采用 TME。结果发现直肠下段癌局部复发率明显高于其他两组。乙状结肠组局部复发率与直肠上段组局部复发率相比,差异无统计学意义。作者认为乙状结肠组与直肠上段组不必行 TME。基于此点,美国芝加哥大学的 Michelassi 认为腹膜反折界定了直肠与结肠的组织学分界,腹膜反折少有超过肛缘 10cm 的,所以组织学上可以认为距肛缘 10~15cm 的肿瘤通常具有结肠癌的特征。

同年梅奥医疗集团的 Zaheer 提出采用宽直肠系膜切除(wide mesorectal excision,WME)来处理上段直肠癌。这个概念特指在高位直肠癌手术中应足够广泛切除远端直肠系膜,例如切除肿瘤下缘 5cm 以上,但并不需要行全直肠系膜切除。采用立体柱状完整切除直肠及其包绕直肠的系膜组织,可避免圆锥状离断直肠系膜。具体手术方式是在距肿瘤下缘 5cm 处离断肠管,同时在离断肠管处切除直肠系膜。在 TME 的理念下,处理直肠癌要根据肿瘤位置和分期进行量身裁衣式的手术,即在处理上段直肠癌或乙状结肠癌时采用 WME,处理中下段直肠癌时采取 TME 原则,而不必笼统套用 TME 概念处理所有直肠癌。

Law、Hermanek 等使用部分直肠系膜切除(partial mesorectal excision,PME)概念处理上段直肠癌,手术过程与 WME 相同。

1999 年,美国、英国、澳大利亚结直肠外科医师协会达成共识,规范了肿瘤特有系膜切除(TSME)的概念——准确的直肠系膜切除,同时保证切线垂直于直肠系膜和合适的远端切缘,这进一步给 TSME 的临床应用提供了依据。Law 和 Chu 将距肛门 12cm 以内直肠癌定义为中下段直肠癌,采用 TME 治疗。上段直肠癌采取 PME,其实质与 TSME 是同理的。226 例采取 PME 处理的上段直肠癌,术后局部复发率仅为 7.4%,5 年无病生存率为 76.1%,与同期 396 例行 TME 的中下段直肠癌数据接近。Law 认为针对上段直肠癌,PME 是更加合理的手术选择,能够更好地保留括约肌功能和足够长度的肠管。

2003 年,德国 Hermanek 制定了直肠癌 TME 和 PME 切除标本的评价体系。尤其是对于上段直肠癌 PME 切除标本是否存在直肠深筋膜锥体进行描述,即手术切除标本是否存在直肠深筋膜锥体,并根据直肠深筋膜锥体的程度对标本进行评分。还有来自日本、新加坡的研究认为直肠系膜远端应在 5cm 长度切除,符合 TSME 技术标准,能够获得和 TME 同等的肿瘤治疗效果。2012 年,韩国 Kim 报道 782 例 TSME 的治疗效果,总体局部复发率为 9.2%,肿瘤相关 5 年生存率为 77.5%。伴随 TME 的推广,上段直肠癌的 TME、无血管肠管致使吻合口漏等并发症的发生率升高引发业界高度关注,诸如上述,通过手术标本病理组织学检索和临床预后解析,证实了上段直肠癌无 TME 的必要性。距肿瘤下缘 5cm 范围的直肠系膜切除能够获得与 TME 同等的效果,因此把遵照此直肠系膜切除范围的手术称之为 TSME。

基于上述 TSME 的理念和腹腔镜手术技术的进步,腹腔镜 TSME 已经成为主流技术,并应用于直乙交界部癌、直肠上段癌的治疗,完全替代了传统的开腹 TSME。手术安全、有效,并发症少,手术时间短,具有满意的局部控制力和预后效果。

二、手术适应证及禁忌证

手术适应证为中上段直肠癌,直肠系膜切除范围不需要标准 TME——远侧端到肛提肌水平的全直肠系膜切除,直肠系膜仅需要在保证充足的安全切缘范围内切除。保留肠系膜下动脉和直肠上动脉的 TSME 主要针对 T_1、T_2 期无淋巴结转移或仅限于肠管旁淋巴结转移的病例。禁忌证为肿瘤波及范围超出直肠系膜安全切缘。

三、术前评估与准备

(一)术前评估

1. 安全系膜切缘的评估　直乙交界部、直肠上段癌合理的系膜切除范围共识在前节已做详述,通过术前肠镜、CT、MRI、PET/CT 等检查,可以完成对肿瘤临床病理学特征(肿瘤的部位、大小、大体类型、组织学类型、浸润深度)、肠管壁外进展(如淋巴结转移)、肿瘤侵袭、转移波及范围和程度的评估,以便于判定 TSME 手术范围、淋巴结清扫度(D1、D2、D3)和直肠系膜切除范围即安全切缘的部位。

淋巴结转移主要是沿肠管轴(肠管周围的肠管旁淋巴结)和中枢轴向(分布在肠管滋养血管周围的淋巴结、腹主动脉周围淋巴结和侧方淋巴结)转移。淋巴结的形状不规则、直径 1cm 以上作为诊断转移的标准。要保证 TSME 与 TME 具有同样的肿瘤学治疗效果,就必须做到肿瘤相关直肠系膜的整块切除,保证系膜内与转移有关结构(如所属淋巴结、脉管)的切除,同时也将脉管的侵袭、肿瘤的芽出、无淋巴结构造的壁外非连续性进展癌灶、癌细胞神经侵袭等彻底清除。目前,TSME 应遵循的原则与 TME 同样,坚持无瘤操作、非接触肿瘤切除,由中枢向末梢侧淋巴结清扫术。在骨盆筋膜脏、壁层之间的无血管区切除系膜,以保证系膜的完整性。直肠系膜切除的远端安全切缘与TME相同,应保证在5cm以上远端切缘为宜,近端肠管切除10cm,相关系膜一并切除。

2. 直肠、乙状结肠血供的评估 术前进行3D-CTA检查和血管重建,有助于了解IMA、IMV及其分支类型,确定要离断的分支并保留肠管血运。

3. 肠管质量和吻合方式的评估 应用术前肠镜、钡灌肠、CT等评价近端肠管的质量,以排除肠壁憩室、慢性梗阻致肠壁肥厚、动脉硬化致肠壁缺血等。合理选择肠道重建方法。

肠切除后肠吻合的方法有端端吻合、侧侧吻合、端侧吻合。可以手工或使用线形吻合器进行功能性端端吻合或使用环形吻合器完成。

器械吻合优点:①可完成手工吻合困难的吻合,如患有高度肥胖、狭窄盆腔的病例。②减少手术及麻醉时间延长带来的创伤。③吻合质量高,吻合口血供较好,吻合口并发症低于传统的双层缝合法。吻合器的吻合材料是金属钉,组织相容性好,异物刺激的炎性反应轻。

器械吻合的吻合口漏发生率低于传统的手工双层缝合。器械吻合后吻合口狭窄的发生率与双层缝合相当,且高于手工单层缝合。

(二)术前准备

常规术前准备见第四章。

四、手术步骤

(一)体位、麻醉、布局、戳卡位置

1. 体位和麻醉 采取平卧位,臀下放置10cm厚的横垫。双下肢置于托腿架上,并且安置间断充气正压按摩装置。双肩及右侧髂骨安放固定架。手术开始后体位采取头低位或右侧卧位。麻醉为静脉复合性全身麻醉。

2. 布局和戳卡位置 术者、镜手位于患者右侧,一助位于患者左侧。器械护士位于患者右侧或足侧。主监视屏位于患者左足侧。超声刀、电能量外科设备、吸引器放置于患者右侧,各种连接导管、导线集束管理,防止影响手术操作。

戳卡孔位置如图5-1所示,镜孔置于脐旁(右侧),开放法,纵切口,长度12mm。置入腹腔镜后直视下安置穿刺器。

(二)手术操作步骤

入腹后常规进行肿瘤学探查、脱落细胞学检查及手术难度评价。其后设计、标记直肠和系膜切除范围。

乙状结肠、直肠及系膜切除范围依据淋巴结清扫需要来决定。对于淋巴结转移在N_1范围的T_2、T_3进展期癌,基本方针为保留左结肠动脉和直肠上动脉功能血管的D3淋巴结清扫(肠系膜下动脉根部淋巴结),近端肠管切除10cm,相应的系膜切缘同切除肠管的长度,也为10cm。远端系膜则距肿瘤下缘5cm范围切除。

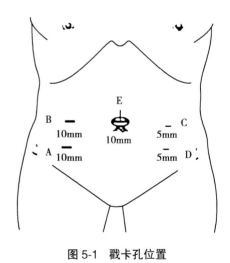

图5-1 戳卡孔位置

1. 手术视野的展开 患者取头低位或右侧卧位,利用重力原理,将小肠排列于右中上腹部,按空肠、回肠的顺序排布于右中上腹腔,将左结肠系膜、乙状结肠、直肠系膜完全展开(图5-2)。

2. 游离乙状结肠系膜

(1)采取外侧入路的游离方法(图5-3):双极电剪刀沿乙状结肠系膜与左侧髂腹壁腹膜粘连部的Monk's白线(Monk's white line)切开(图5-4),在Toldt融合筋膜层外侧切入,沿着肾筋膜前叶浅面锐性切割。此层为无血管区,此筋膜下方清晰可见生殖血管与左侧输尿管(图5-5)。

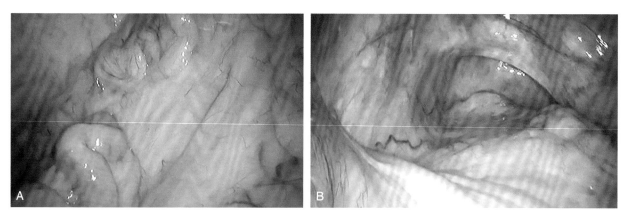

图 5-2　构建手术工作视野

A. 将小肠推向右中上腹；B. 显露直肠。

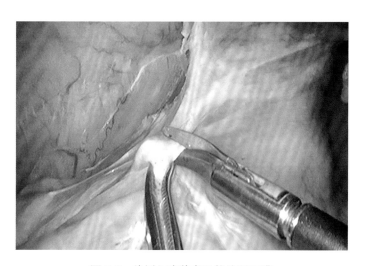

图 5-3　外侧入路游离乙状结肠系膜

Toldt融合筋膜

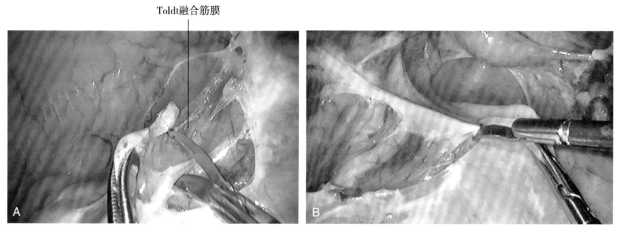

图 5-4　外侧入路游离 Toldt 融合筋膜

A. 向上达降结肠近脾区；B. 显露输尿管及生殖血管。

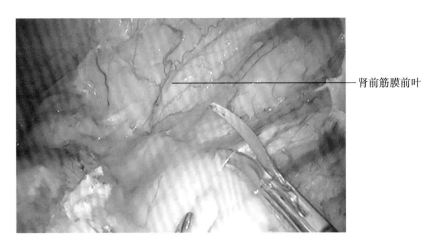

图 5-5 肾前筋膜的浅面无血管区游离

外侧入路上方游离范围至降结肠脾曲,内侧达肠系膜下动脉根部左侧缘。上述操作结束后,转向外侧入路,向下方、内侧游离。在直肠中上段及乙状结肠系膜的深筋膜与肾筋膜前叶之间的游离是安全的(图 5-6)。

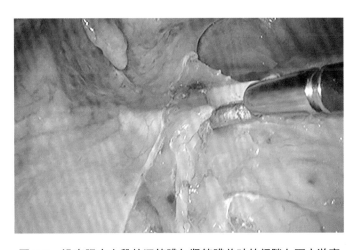

图 5-6 沿直肠中上段的深筋膜与肾筋膜前叶的间隙向下方游离

上方和内侧游离到位后,改变游离方向,向下、向内侧拓展。手术仍然在无血管区即肾筋膜前叶浅层剥离,不会因层次不对而误伤筋膜下神经和输尿管。打开直肠后间隙左半部,直肠后间隙是潜在的空间,游离下方范围至直肠固有系膜与 Waldeyer 筋膜在骶骨前的附着部。清晰可见在左侧骨盆壁走行的上腹下丛发出的腹下神经左侧支。将乙状结肠系膜、降结肠系膜、直肠中上段深筋膜从后腹壁左侧彻底松解分离(图 5-7~ 图 5-10)。

上述操作后,随着左侧乙状结肠系膜、上段直肠系膜后间隙开放,乙状结肠系膜和直肠系膜中上段由间位变为半游离状态。

变更乙状结肠系膜位置,助手左、右手钳子分别抓持乙状结肠系膜,向左侧腹的盆壁侧牵拉使乙状结肠系膜、直肠上段系膜呈平面状态。然后改为内侧入路,由乙状结肠系膜右侧缘切开。

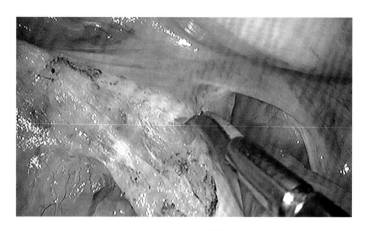

图 5-7 直肠系膜游离

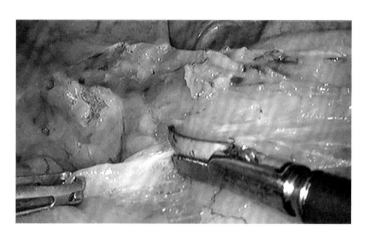

图 5-8 直肠后间隙游离

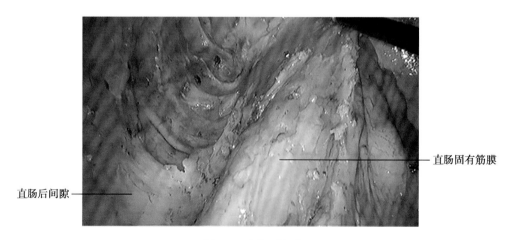

直肠固有筋膜

直肠后间隙

图 5-9 直肠后间隙

图 5-11 显示内侧入路术野展开的界标:①骶骨岬的突出部分;②乙状结肠、直肠系膜与盆腹膜交界间沟内可透见 IMA 走行部位。

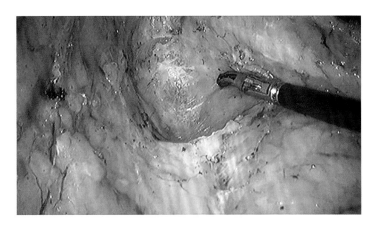

图 5-10 左侧腹下神经沿骨盆壁走行

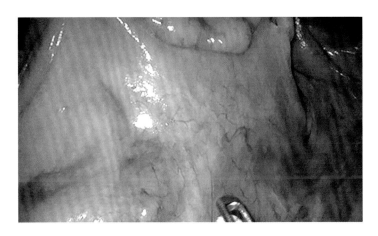

图 5-11 内侧入路的解剖界标

按照内侧入路(图 5-12)将直肠系膜右侧腹膜切开,以 IMA 根部腹膜为起点,至直肠系膜右侧缘的腹膜反折上方,剥离肾筋膜前叶浅层后进入直肠后间隙。

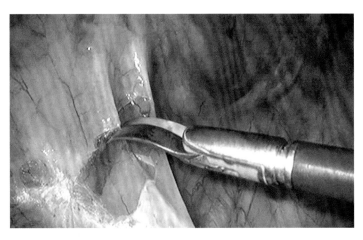

图 5-12 内侧入路切入点

沿右侧直肠旁沟切开腹膜,随腹膜切开范围上下双向拓展,助手持钳将系膜向腹前壁和左侧腹壁牵引,直肠系膜的深筋膜层与腹后壁的肾筋膜前叶之间可清晰见到疏松结缔组织,此间隙即为内侧入路的剥离层面,此间隙是无血管区域(图5-13、图5-14),可见肾筋膜前叶深层的腹下神经。剥离层面的把握至关重要。

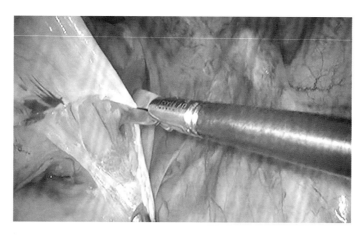

图 5-13 内侧入路下方拓展

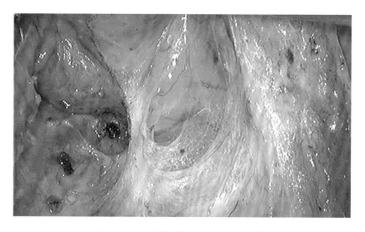

图 5-14 内侧入路开放直肠后间隙

系膜牵引注意保持适当张力,解剖层面的界标是直肠深筋膜。剥离降乙交界部位,与外侧入路的层面沟通,如果降结肠外侧的 Monk's 白线至脾曲的切开不足,应予以切开,将降结肠从肾前筋膜游离,与内侧入路法侧面交通。内侧上方至十二指肠水平的下缘和腹主动脉的右侧缘,剥离操作在腹下神经的浅面进行。下方与右侧同步即可。

(2)淋巴结清扫及血管处理:保持内侧入路的视野界面。

游离内侧入路头侧(图5-15)。以腹主动脉分叉部为界标,将直肠固有系膜在骶骨岬部位从腹下神经前筋膜剥离拓展至肠系膜下动脉背侧肾前筋膜,与外侧剥离区域汇合。至此,将 IMA、SRA、LCA 及其乙状结肠直肠系膜完全与肾前筋膜层和腹下神经前筋膜层分离。切开十二指肠的水平位腹膜时注意避免损伤肠壁。完成外侧入路和内侧入路所要达成的目标,即将乙状结肠系膜和中上段直肠系膜由腹后壁游离,为淋巴结清扫奠定基础。

确认系膜根部淋巴结清扫范围和切割线,在 IMA 上方将腹膜切开至 IMA 与 LCA 交界部。显露直肠上动脉(SRA),沿 SRA 向 IMA 根部方向推进,清扫乙状结肠系膜根部淋巴结(图5-16)。

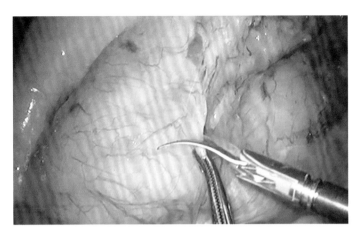

图 5-15　游离内侧入路头侧

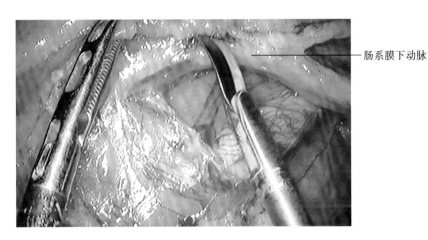

肠系膜下动脉

图 5-16　游离肠系膜根部

　　清扫 IMA 根部主淋巴结需要在动脉周围神经浅层进行,防止神经损伤。这是由于腹主动脉前方的上腹下丛向系膜结肠支发出的神经沿着 IMA、LCA 走行,此处离断 LCA 易损伤结肠支神经(图 5-17)。此种方法不仅安全,还易于彻底清扫淋巴结和控制血管损伤并发症。

　　淋巴结清扫结束后直接过渡到血管结扎处理阶段。IMA 根部淋巴结处理结束后(图 5-18),沿 IMA、LCA 在神经浅面游离,将附着在血管壁的系膜游离下来。然后顺着 IMA、SRA 的走行,切开直肠深筋膜,以同样的手法,将乙状结肠和直肠部分系膜从血管上游离。

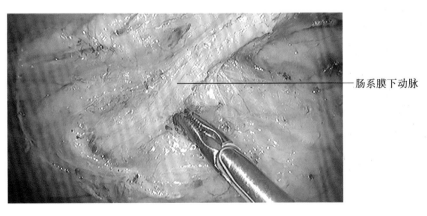

肠系膜下动脉

图 5-17　肠系膜下动脉周围淋巴结清扫

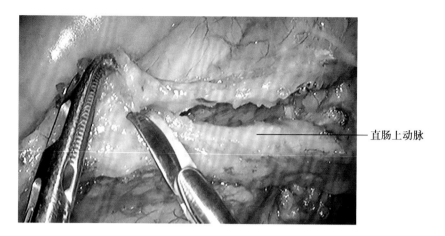

直肠上动脉

图 5-18 清扫淋巴结 No.252

左结肠动脉与肠系膜下静脉伴行,向头侧走行,清扫淋巴结时注意避免损伤。

应逐一结扎 SRA 分出的 3~4 支乙状结肠血管(图 5-19、图 5-20)。注意游离过程中避免损伤 SRA,以保障远端直肠血运,否则将要切除过多的肠管。系膜游离和血管结扎同步进行,注意在 SRA 伴行的神经浅面剥离。保留血管而进行系膜游离、淋巴结清扫的要点在于将乙状结肠和直肠系膜彻底从腹后壁游离,助手应将系膜展开至立位状态下实施。血管和系膜游离的范围依据肿瘤部位确定。图 5-21 显示淋巴结清扫结束状态。

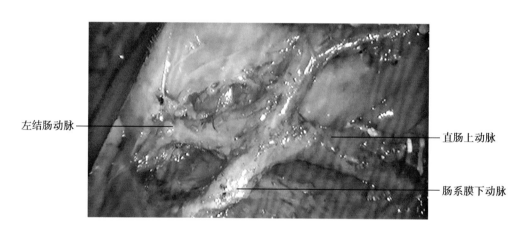

左结肠动脉

直肠上动脉

肠系膜下动脉

图 5-19 乙状结肠动脉 S₁、S₂ 分支的显露

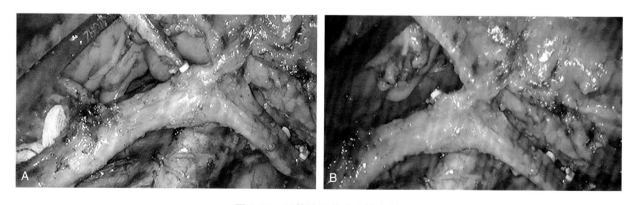

图 5-20 乙状结肠分支血管离断

A. 保留左结肠血管离断乙状结肠血管第 1 支;B. 解剖乙状结肠血管分支。

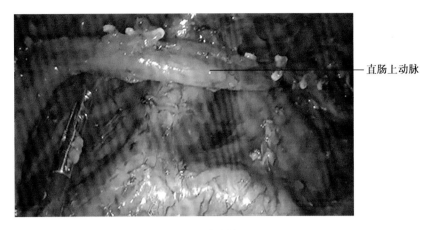

——直肠上动脉

图 5-21 保留直肠上动脉的 TSME

3. 远端直肠系膜处理 远端直肠系膜切除线为距离肿瘤 5cm 处,将直肠上动脉边缘支结扎,离断系膜(图 5-22)。

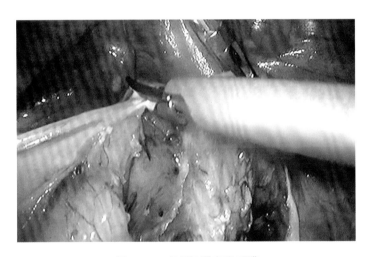

图 5-22 离断远端直肠系膜

按照肿瘤切缘的要求,在距离肿瘤下缘 5cm 处的血管处理时将直肠系膜部分一并切除(图 5-23)。

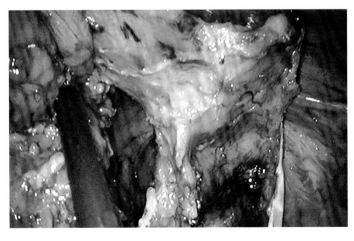

图 5-23 切除直肠系膜,保留直肠上动脉

4. 肠切除　在预定切除线上用腹腔内直线切割闭合器切割闭合远端肠管(图 5-24),备经肛圆形吻合器吻合。

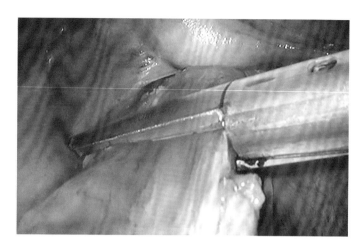

图 5-24　闭合切割远端肠管

系膜、肠管切除完毕后,检查廓清区域的廓清程度及血管结扎可靠性(图 5-25、图 5-26)。

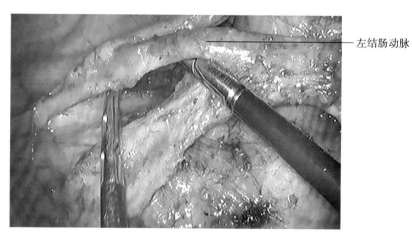

——左结肠动脉

图 5-25　保留左结肠动脉

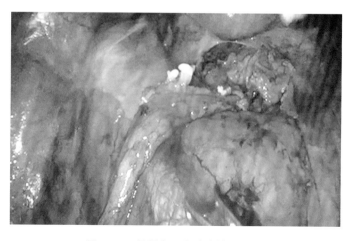

图 5-26　保留直肠上动脉的 TSME

左侧下方开 4~5cm 小切口,拖出近端肠管,于预定切线部位处理系膜,安置圆形吻合器的钉头后还纳回腹腔内,关闭切口。

肠管的吻合采用 DST 方法(图 5-27),圆形吻合器经肛门插入,结肠直肠端端器械吻合,注意不要扭曲、不要夹入周围组织,以及避免出血(资源 1)。

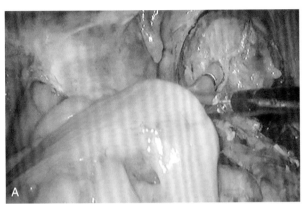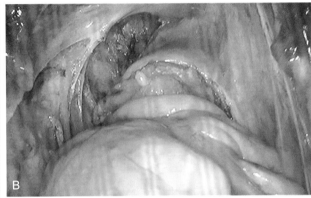

图 5-27　器械吻合
A.结肠直肠端端吻合;B.确定吻合口无张力、血运良好、系膜有无扭转。

资源 1　肿瘤特有系膜切除术(TSME)

保留左结肠动脉、直肠上动脉(图 5-28)。吻合结束后,手工缝合关闭系膜间隙,防止发生内疝。骶前间隙常规放置引流管,置于吻合口后方。

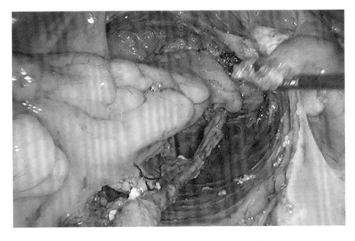

图 5-28　保留左结肠动脉、直肠上动脉

图 5-29 为直肠及系膜切除标本。术中、术后严格的手术切除标本检查,对于手术质量评价具有重要意义。

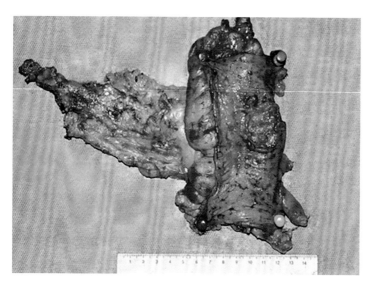

图 5-29　直肠及系膜切除标本

五、关键技术解析及处理技巧

(一) 建立有效手术视野

视野与术野的展开完善与否直接影响手术风险,扶镜手不仅要提供视野,而是要与术者同步思维,提供动态的、能够安全手术操作的术野。

利用自体脏器重力压迫或器官悬吊,可实现视野显露,如女性患者可以将子宫两侧的阔韧带提起,把子宫固定在下腹壁上,也可以用叶形钳子压迫进行显露。利用反向牵引和压迫原理可展开视野。30°镜面可提供良好视野和工作空间。

(二) IMA 根部淋巴结清扫的陷阱

1. IMA 根部出血　大出血多系误伤血管所致,出血通常为淋巴结损毁后来自淋巴结的出血,或血管及神经表面小的滋养血管剥离时的出血,这些用电凝法足以止血。最为重要的技术环节是按照解剖学层次剥离,在清晰、干爽状态下的淋巴结清扫可避免误伤和出血。处理 IMA 根部淋巴结时,近端离断留出一段安全距离是明智的做法。

2. 神经损伤的预防　IMA 根部附近腹主动脉神经丛的神经纤维与左右腰交感神经链发出的腰内脏神经汇合,汇合形式有直下型(22.2%)、腹主动脉前方型(33.3%)、腹主动脉分叉尾侧型(41.7%)和无汇合型(2.8%)。因此,IMA 根部的淋巴结剥离、清扫和血管处理极易损伤神经。

沿肠系膜下动脉清扫淋巴结 No.253 组的右侧和腹侧部分,确定右侧腰内脏神经后,离断向 IMA 的神经支,露出 IMA 根部,在腹侧悬吊起左侧腰内脏神经接近 IMA 处。注意神经走行并立体剥离。

(三) 保留功能血管的淋巴结清扫

1. 保留左结肠动脉的淋巴结清扫　IMA 根部结扎离断对于清除淋巴结 No.253 组、游离系膜、简化手术程序是有益的,但左结肠动脉阻断会造成切除肠管过多,且不提高生存率。故主张保留左结肠动脉。清除 No.253 组淋巴结,在左结肠动脉末梢侧离断 IMA 发出的乙状结肠分支,保持肠管血运,有助于吻合口的安全。

2. 保留 IMA、直肠上动脉的淋巴结清扫　行高位直肠癌的 TSME 时,离断 IMA、直肠上动脉后常常由于直肠主要供血受阻,使肠管陷入缺血状态。为了防止吻合口漏,被迫切除更多的中低位直肠致使术后储便和排便功能变差,生活质量降低,所以要保留IMA、直肠上动脉以保证远端肠管血运。为此,术前3D-CTA血管影像非常有用,可提供血管的走行和分支类型以指导手术。另外,系膜的游离要点在于利用内外侧入路,使血管和系膜呈游离状态,在此基础上沿着血管前面的神经浅面层剥离,这样较为安全。一边确认血管的走行及其分支,一边剥离系膜,既不会损伤血管也不会残留系膜。由于保留了远端肠管的良好血液供应,从而降低了因为远端肠管血运不佳导致的吻合口漏发生率。

(四) 合理选择吻合方式

吻合方式主要采用器械或手工缝合,以端端吻合为宜。如果吻合口位置较低,可采取经肛门的DST方式完成吻合,简单易行。高位时可利用小的辅助切口进行手工缝合吻合,此方式简便安全。

六、术后管理与并发症防治

术后管理见第四章。

术后并发症主要为吻合口漏和吻合口狭窄,其防治策略已于第四章介绍。本术式保留了近端吻合口的有效血运(左结肠血管),同时也保留了远端直肠断端的血运(直肠上动脉),为吻合口愈合提供了可靠的血液支持。吻合方法应把握异常情况下,如营养不良、高龄、糖尿病、肠梗阻、黄疸、激素、癌性腹膜炎、炎性水肿时的肠道变化特点,选择安全合理的吻合方式。技术操作中还应注意医源性损害(如镊子、钳子挟持对组织的挫伤、电刀热伤、缝合材料的物理性损伤和组织的炎性反应)。

参 考 文 献

[1] HAVENGA K, ENKER W E, NORSTEIN J, et al. Improved survival and local control after total mesorectal excision or D3 lymphadenectomy in the treatment of primary rectal cancer: an international lysis of 1411 patients [J]. Eur J Surg Oncol, 1999, 25(4): 368-374.

[2] CARLSEN E, SCHLICHTING E, GULDVOG I, et al. Effect of the introduction of total mesoretal excision for treatment of rectal cancer [J]. Br J Surg, 1998, 85(4): 526-529.

[3] KARANJIA N D, CORDER A P, BEARN P, et al. Leakage from stapled low anastomosis after total mesorectal excision for carcinoma of the rectum [J]. Br J Surg, 1994, 81(8): 1224-1226.

[4] LOPEZ-KOSTNER F, LAVERY IC, HOOL GR, et al. Total mesorectal excision is not necessary for cancer of the upper rectum[J]. Surgery, 1998, 124(4): 612-617.

[5] GOLIGHER J C, DUKES C E, BUSSEY H J. Local recurrences after sphincter saving excision for carcinoma of the rectum and rectosigmoid [J]. Br J Surg, 1951, 39(155): 199-211.

[6] GUILLEM J G, CHESSIN D B, SHIDA J, et al. A prospective pathological analysis using whole-mount sections of rectal cancer following preoperative combined modality therapy: implications for sphincter preservation [J]. Ann Surg, 2007, 245(1): 88-93.

[7] HIDA J, YASUTOMI M, MARUYAMA T, et al. Lymph node metastases detected in the mesorectum distal to carcinoma of the rectum by the clearing method: justifying of total mesorectal excision[J]. J Am Coll Surg, 1997, 184(6): 584-588.

[8] WILLIAMS N S, DIXON M F, JOHNSTON D. Reappraisal of the 5 centimeter rule of distal excision for carcinoma of the rectum: a study of distal intramural spread and of patients survival [J]. Br J Surg, 1983, 70(3): 150-154.

[9] WILLIAMS N S, DURDEY P, JOHNSTON D. The outcome following sphincter-saving resection and abdominal resection for low rectal cancer [J]. Br J Surg, 1985, 72(8): 595-598.

[10] POLLETT W G, NICHOLLS R J. The relationship between the extent of distal clearance and survival and local recurrence rates after curative anterior resection for carcinoma of the rectum [J]. Ann Surg, 1983, 198(2): 159-163.

[11] NASH G M, WEISS A, DASQUPTA R, et al. Close margin and rectal cancer recurrence after sphincter-preserving rectal resection[J]. Dis Colon Rectum, 2010, 53(10): 1365-1373.

[12] ONO C, YOSHINAGA K, ENOMOTO M, et al. Discontinuous rectal cancer spread in the mesorectum and the optimal distal clearance margin in situ [J]. Dis Colon Rectum, 2002, 45(6): 744-749.

［13］SHIMADA Y,TAKII Y,MURAYAMA S,et al. Intramural and mesorectal distal spread detected by whole-mount sections in the determination of optimal distal resection margin in patients undergoing surgery for rectosigmoid or rectal cancer without preoperative therapy［J］. Dis Colon Rectum,2011,54（12）:1510-1520.

［14］大腸癌研究会（編）. 大腸癌治療 ガイドライン［M］.9 版 . 东京:金原出版,2018.

［15］ZAHEER S,PEMBERTON J H,FAROUK R,et al. Surgical treatment of adenocarcinoma of the rectum［J］.Ann Surg,1998,227（6）:800-811.

［16］LOWRY A C,SIMMANG C L,BOULOS P,et al. Concensus statement of definitions for anorectal physiology and rectal cancer［J］. Dis Colon Rectum,2001,44（7）:915-919.

［17］LAW W L,CHU K W. Anterior resection for rectal cancer with mesorectal excision:a prospective evaluation of 622 patients［J］. Ann Surg,2004,240（2）:260-268.

［18］HERMANEK P,HOHENBERGER W,KLIMPFINGER M,et al. The pathological assessment of mesorectal excision:implications for further treatment and quality management［J］. Int J Colorectal Dis,2003,18（4）:335-341.

［19］KIM S H,BAE K B,KIM J M,et al. Oncologic outcomes and risk factors for recurrence after tumor-specific mesorectal excision of rectal cancer:782 cases［J］. J Korean Soc Coloproctol,2012,28（2）:100-107.

第六章

腹腔镜内括约肌切除术

一、概况

内括约肌切除术（intersphincteric resection，ISR）是对于低位直肠癌的内括约肌切除术。该手术保留肛门，避免了永久性人工肛门。根治性和长期生存率与经腹会阴直肠切除术（Miles 手术）相匹敌，现今已成为治疗低位直肠癌的重要手术。

Miles 手术问世以来，一直是低位直肠癌的主流术式。其切除直肠和肛门、永久性结肠造口、放置人工肛门的术式，虽然有良好的肿瘤根治效果，但患者生活质量差。20 世纪 40 年代，Bacon 和梅奥医疗集团的 Wangh 均采取保留外括约肌、切除内括约肌的方式治疗低位直肠癌，回避人工肛门，经肛门吻合重建保留肛门。

1977 年，Lyttle 和 Parks 首次报告了内括约肌切除术，即在内外括约肌间剥离后，经肛门手工缝合进行结肠肛门吻合，此术式是一种治疗炎症性肠疾患的、含内括约肌全切除的直肠切除。1981 年，Shafik 利用 Lyttle 技术切除，用拖出式（pull-through 法）吻合，Castrini 在 1985 年用重叠式（invagination 法）吻合。Schiesse 于 1984 年始开展 ISR，并奠定了该手术的技术标准，ISR 手术采取同时代 Heald 的 TME，并依据 Hughes（1983 年）、Pollett（1983 年）报告的远端切缘（distal margin，DM）应为 2cm 距离的研究成果，以 2cm 为远端肠管的安全切缘距离。1994 年，奥地利的 Schiessel 报告将 ISR 用于治疗低位直肠癌，确定了 ISR 的技术标准。现代 ISR 主要由 TME、内括约肌间切除和经肛门操作三部分构成。

ISR 依据内括约肌切除的程度分成三种类型：①由括约肌间沟切入，内括约肌全部切除，为完全 ISR；②从齿状线（dentate line，DL）与括约肌间沟（intersphincter sulcus，ISG）之间切入，切除大部分内括约肌，为次全 ISR；③直肠切除线在齿状线近端 2cm 以内，为部分 ISR）。

ISR 术式实际上属于低位前切除范畴，吻合可以采用机械吻合或手工缝合。低位手术有标准手术与非标准手术之分。标准手术为低位前切除采用器械吻合如双吻合器技术（double stapling technique，DST），或采用直肠反转法（prolapsing 法）、手工吻合方法。非标准手术为肛门括约肌部分 ISR、外括约肌切除术（external sphincter resection，ESR）。

ISR 有开腹手术和腹腔镜手术两种方式。20 世纪 90 年代多为开腹手术，21 世纪初，Rullier 报告了腹腔镜 ISR 发展 10 年的成果，展现了腹腔镜 ISR 的价值和意义。由于腹腔镜手术的优越性，腹腔镜 ISR 渐渐开始普及。

腹腔镜 ISR 治疗低位直肠癌，手术的安全性、肿瘤学效果、肛门功能是关注的焦点。Kuroyanagi、Akiyaoshi 等曾报告其安全性，且放化疗后的腹腔镜 ISR 仍可获得良好的手术效果。

腹腔镜 ISR 应确保直肠癌在腹腔侧远端肠管的安全切缘以及阴性环周切缘，不能保证时则选择经腹会阴直肠切除术（abdomen perineal resection，APR）。因此，术前应通过影像学检查，把握手术适应证。肿瘤下缘波及肛管黏膜下层的直肠癌和未波及肛管的 T_2、T_3 期直肠癌,都是其手术适应证,腹腔镜手术能满足肿瘤学角度的安全切缘需要。对于 T_3、T_4 期直肠癌,首选术前放化疗。肛管内的进展期癌不是内括约肌切除术的适应证,应选择 APR。

ISR 手术的肿瘤学效果取决于肿瘤学的根治性,术中、术后病理学检验应该确认远端切缘安全和 CRM 阴性,以保证手术的根治性。ISR 术后的局部复发率为 2.0%~6.6%,无复发生存率为 70%~75%。Saito 报告,225 例的治愈性 ISR 中,3 年局部复发率为 5.8%,5 年生存率为 83.0%,无瘤生存率为 91.9%。与同期的 APR 比较分析,两者在局部复发率和长期生存时间上差异没有统计学意义。Rullier 于 2005 年报告一项 92 例的临床研究,其中 TNM 分期 I 期占 2%,II 期占 13%,III 期占 38%,IV 期占 27%;T_3、T_4 期占 85%,而且 88% 的病例进行了术前放化疗(radiochemotherapy,RCT)。该研究报告的根治切除率为 89%,局部复发率为 2%,5 年生存率为 81%。Weiser 于 2009 年报告的 44 例手术病例中,TNM 分期 I 期占 36%,II 期占 27%,III 期占 11%,R0 切除率为 92%,5 年生存率为 96%,局部复发率为 0。文献报道总体 5 年生存率为 80%~90%,局部复发率为 0~11%。

Akasu 报告的 108 例 ISR 患者,局部复发率为 55.7%,5 年生存率为 91%。T_1、T_2 期局部复发率为 0,T_3 期为 15%。手术切缘和浸润深度超过联合纵行肌是 ISR 术后复发的重要影响因素,术中需保证 CRM 安全切缘,CRM 的状况直接与局部复发率相关,对于不能保证者,应该改为 APR。

在不同报道中 T_3 期患者有较高的局部复发率,Rullier 认为术前放化疗(RCT)能够降低局部复发的风险,推荐 T_3 期患者行术前放化疗。但放化疗影响肛门功能、性功能。Akasu 等基于日本的经验,主张术前放化疗只用于局部复发高风险的患者。

根据 Wexner 肛门失禁评分量表(Wexner incontinence score,WS)的 ISR 术后的排便功能评价,16 分以上的高度排便功能障碍的影响因素为术前放化疗。RCT 可引起神经变性、括约肌组织变性,导致功能恶化。新辅助化疗(neoadjuvant chemotherapy,NAC)的 FOLFOX 方案对神经的影响与单独手术相同,影响较 RCT 明显减轻,对组织仅有轻度影响。

ISR 术后的 QOL 评价通常使用健康调查量表 36(SF-36 Scale Score)、改良大便失禁生活质量量表(modified Fecal Incontinence Quality of Life scale,mFIQL Score)的评分系统。ISR 术前和术后的身体健康、精神健康的 SF-36 评分比较分析结果显示两者差异没有统计学意义。但行 RCT 时有显著低下。

腹腔镜 ISR 由于扩大的手术视野、精细的手术解剖技术等,能够维系良好的 ISR 术后排便功能状态。术前合理的个体化治疗方法将会降低术后功能障碍程度。

目前,诸多关于腹腔镜直肠癌手术的循证医学研究正在等待长期研究结果。根据与开腹手术比较的短期研究显示,腹腔镜 ISR 具有血量少的优点,手术时间、并发症、局部复发率、生存率与开腹手术的差异无统计学意义。

二、手术适应证及禁忌证

手术适应证为肿瘤浸润深度在 T_2~T_3,距离肛门缘 4~5cm,影像学精确检查证实无外括约肌浸润或括约肌间沟浸润,CRM 和肛门侧浸润能够获得充分的安全切缘。低分化腺癌、黏液腺癌等特殊类型癌不是其适应证。手术禁忌证为 ISR 适应证以外的进展期直肠癌;肛门功能低下、皮肤浸润、精神状况不佳等患者。

三、术前评估与准备

(一)术前评估

1. 术式的选择

(1)适应证的评估:ISR 对于肿瘤学要求,局限于 T_2~T_3 深度,无肛提肌和外括约肌癌的浸润,MRI 影像学检查 CRM 阴性,特别是在肛管内或耻骨直肠肌的上缘部位、肛管与直肠的交界部的肿瘤浸润深度的判定。CRM 阴性是根治性 R0 切除的前提,远端切缘应保证 2cm 以上。术前 MRI 评估系膜内淋巴结和侧方淋巴结状况,以指导手术淋巴结清扫范围。

(2)术式分类及选择方法:ISR 有 3 种类型,分别为部分 ISR、次全 ISR、完全 ISR。术前进行肠镜、钡灌肠、CT、MRI 等检查能够准确判定直肠癌的占据部位、波及范围等,有助于合理选择术式。外科肛管以上直肠癌选择低位前切除;齿状线以上近侧端、肛门内括约肌部分切除时选择部分 ISR;齿状线以下远侧端、肛门内括约肌部分保留时选择次全 ISR;肛门内括约肌全部切除时选择完全 ISR。

2. 手术侵袭与肛门功能评估

(1)手术难度评估:低位直肠癌手术的难点在于术后能够维系直肠的正常排便功能。术后排便功能障碍的机制为直肠壶腹切除致储便能力低下;肛门括约肌和耻骨直肠肌切除或损伤致肛门括约肌功能破坏;直肠肛门反射异常;重建肠管输送、排便能力低下。

术前借助影像学预判手术难度和切除范围对肛门功能的影响,重点解析具有括约肌功能的结构(耻骨直肠肌、深部外括约肌),这些部分切断或损伤后将导致大便失禁。排便的感觉反射功能参与控便,其机制与肛提肌神经和齿状线以下皮肤的感觉功能密切相关,损伤后仍可发生感觉性大便失禁。男性、肥胖、前列腺肥大、骨盆畸形、肿瘤较大因素等会影响手术操作,如果术前评估预判由上向下的手术剥离困难,则应做好 taTME 的准备,只有保留完整健全的肛管括约肌功能和感觉反射功能,才能达到保肛手术的肛门功能要求。

术前应充分评估吻合口漏的风险因素,确定有无必要预防性置人工肛门,并确定人工肛门的部位和使用肠管。

(2)肛门功能评估:ISR 的目的在于回避永久性人工肛门,不降低术后的生活质量。部分 ISR、次全 ISR、全部 ISR 的切除部位不同,术后对排便的影响差异较大,内括约肌切除量越多,术后的肛门功能将越差。若术前肛门功能、排便状态不佳,术后会加重大便失禁。除了大便失禁严重度评分(wexner 评分)、m-FIQL、Kirwan 分级评分等之外,生理学检查如肛管内压测定也有助于了解肛门功能。

(3)重建方式评估:术前结肠钡灌肠造影、3D-CT 重建、MRI 影像等能从不同角度解析直肠肛管结构,预判手术切除范围,评估重建方式和吻合部位、吻合方法,预估术后并发症、肛门功能障碍。可选用直接吻合法(straight 法)、端侧吻合、J 型储袋吻合法(J-pouch)、结肠成形术(transverse coloplasty pouch,TCP)等诸多方式。文献报道 J 型储袋吻合法和 straight 法的手术排便次数较少、便失禁发生率较低。临床上的常用方法是 straight 法,即结肠断端与肛门吻合。部分 ISR 具有较长的远端肠管,肛门括约肌损毁程度低,吻合位置较高,机械吻合 DST 后吻合口安全系数高,肛门功能佳。肛管内吻合手工缝合安全可靠。

3. 预后评估 文献报道 ISR 术后 5 年生存率为 80%~90%,局部复发率为 0~11%。影响手术效果的主要因素是远端切缘和环周切缘。除此之外,手术适应证的把握至关重要。手术适应证尽管各家有所差异,但都认为必须保证环周切缘和远端切缘安全,无外括约肌的浸润,T_2~T_3 远端切缘在 2cm 以上,T_1 远端切缘应在 1cm 以上。

(二)术前准备

术前准备工作见第四章。

四、手术步骤

(一)布局、体位、麻醉、戳卡位置

1. 手术人员位置布局 术者和镜手位于患者右侧,一助位于患者左侧,器械护士位于患者右侧或足侧。主监视屏位于双腿之间或位于患者左侧/足侧。超声刀、电能量外科设备、吸引器置于患者右侧,各种连接导管、导线集束管理,防止影响手术操作(图 6-1)。

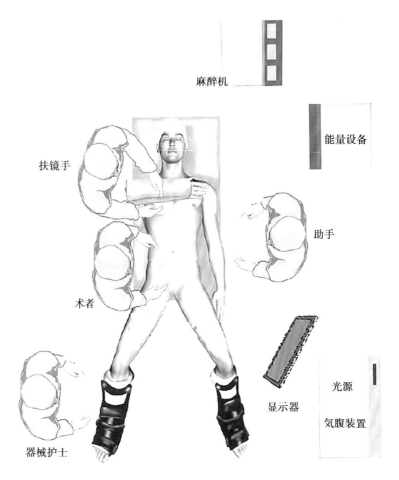

图 6-1　手术人员位置布局

2. **体位**　截石位(便于经肛门放置吻合器)要注意肛门位置应在手术床折叠缘部位,便于安置吻合器。臀下放置 10cm 厚的横垫。双下肢置于托腿架上,并且安置间断充气正压按摩装置。双肩及右侧髂骨安放固定架。手术开始后体位采取头低位或右侧卧位(图 6-2)。

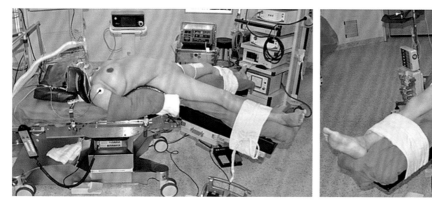
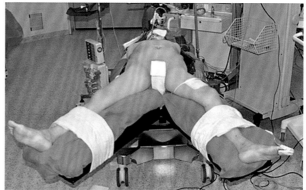

图 6-2　患者体位

3. **麻醉**　选择连续硬膜外麻醉加全身静脉复合麻醉。

4. **戳卡孔位置**　戳卡孔位置如图 6-3 所示,镜孔选择置于脐旁(右侧),开放法,纵行切口,长度 12mm。置入后直视下安置穿刺器。

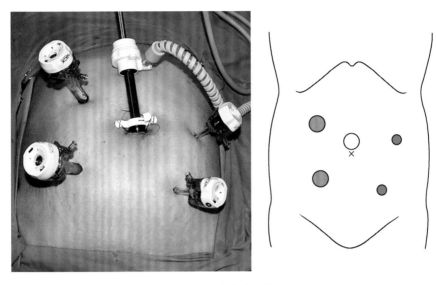

图 6-3 戳卡孔位置

（二）手术操作步骤

1. 术野和工作空间的构建　患者取头低位或右侧卧位,然后利用排布大小肠位置将盆腔充分显现,移动横结肠和大网膜,将其翻向头侧和肝脏下方,将小肠排列于右中上腹部,按空肠、回肠顺序排布于右中上腹腔,完全展示左结肠系膜、乙状结肠、直肠系膜完全展示(图 6-4)。

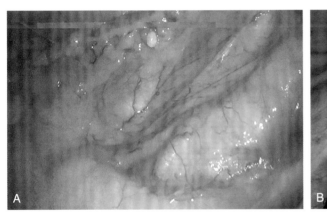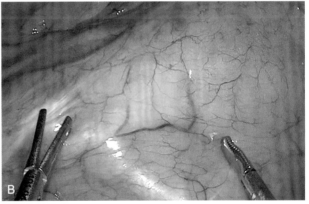

图 6-4 构建手术工作视野

A. 将小肠推向右中上腹;B. 显露系膜根部。

如患者系女性,子宫需要进行悬吊。子宫悬吊主要采用两种方式:①子宫体穿刺、腹壁外固定法;②子宫角腹腔内悬吊固定法。

子宫体穿刺、腹壁外固定方法是用一号无损伤带线针缝合子宫体背侧面,利用穿刺针将缝线由腹壁引出,悬吊子宫体与下腹壁。

子宫角腹腔内悬吊固定法是将双侧子宫角与下腹壁用血管夹固定,起到悬吊子宫作用(图 6-5B)。

利用上述两种方法通常足以解除子宫体所致的小骨盆腔术野障碍。

2. 游离乙状结肠系膜

（1）外侧入路:游离乙状结肠系膜的外侧方时,术者左手持钳提起乙状结肠左侧脂肪垂,右手持双极电剪刀切开乙状结肠系膜左侧缘与左侧髂腹壁的粘连,在乙状结肠系膜与髂腹壁腹膜交汇、反折处

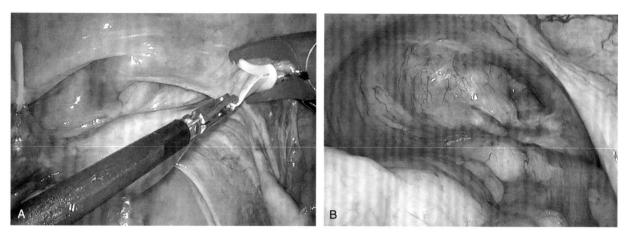

图 6-5　子宫悬吊、展开术野
A.悬吊子宫于腹壁；B.悬吊后显露盆腔手术空间。

切开腹膜，沿肾前筋膜浅面锐性切开，清晰可见筋膜下方的生殖血管与左侧输尿管，此解剖层面为无血管区。在直乙交界部系膜深筋膜与肾前筋膜之间游离是安全的，腹腔镜的放大效应能充分展示筋膜关系。

游离范围上方至降结肠脾曲，内侧达 IMA 根部左侧缘，下方达中上段直肠系膜表浅部位，将乙状结肠系膜、降结肠系膜从后腹壁左侧彻底松解分离（图 6-6）。

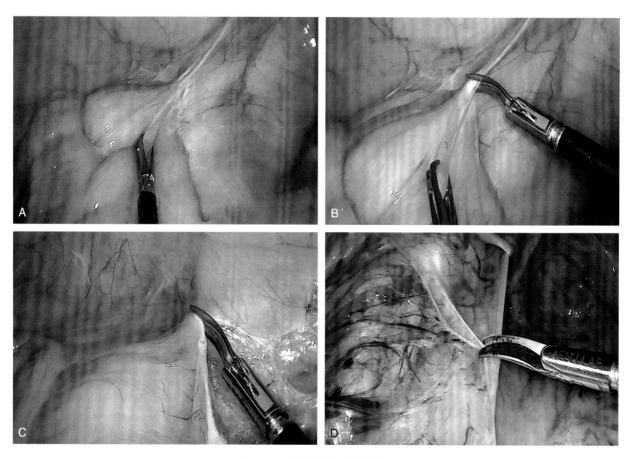

图 6-6　乙状结肠外侧方游离
A.松解生理性粘连带；B.打开左侧 Monk's 白线；C.向上达降结肠近脾区；D.显露输尿管及生殖血管。

（2）内侧入路：继上述操作后，开放乙状结肠系膜、上段直肠系膜后腔，使乙状结肠系膜呈游离状态。助手左、右手持钳分别抓持乙状结肠系膜、直肠上段系膜，将其提起，向左侧腹、盆壁侧靠近，使乙状结肠系膜、直肠上段系膜呈垂直斜坡平面状态。

此时的目标性界标有：①骶骨岬突出部分；②乙状结肠、直肠系膜与盆腹膜交界浅间沟；③透见 IMA 走行部位（图 6-7）。

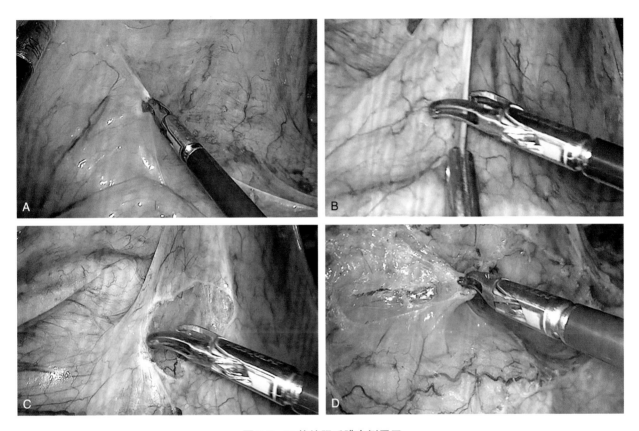

图 6-7　乙状结肠系膜内侧展开

A. 内侧入路打开乙状结肠系膜；B. 向上达肠系膜下血管根部，确定 No.253 清扫上界；C. 神经前筋膜浅层进行游离；D. 确定层面勿损伤神经。

展开乙状结肠系膜，选择切入点和入路，开放系膜后腔、游离清扫中枢侧淋巴结。

术者左手持钳在骶骨岬头侧上方、系膜与右侧腹膜交界处抓持系膜侧腹膜，右手持电刀沿右侧内侧入路法的腹膜切开线（以 IMA 根部腹膜为起点，至直肠系膜右侧缘的腹膜反折点）切开腹膜，随着腹膜切开，剥离范围向上、下两侧拓展。同时，助手持钳继续向上和左侧牵引腹壁，直肠深筋膜与腹后壁的肾前筋膜之间可见清晰的疏松结缔组织（图 6-8）。此间隙为无血管区域，是内侧入路的剥离层面和剥离起始点。保持系膜的牵引张力，以直肠深筋膜为解剖标志（图 6-9）。向上剥离降乙交界部，使其与外侧入路层面沟通，当降结肠外侧的 Monk's 白线（Monk's white line）至脾曲的切开不足时，应予以切开，将降结肠从肾前筋膜游离，与内侧入路法侧面交通。

将直肠固有系膜在骶骨岬部位从腹下神经前筋膜剥离拓展至 IMA 背侧肾前筋膜，与外侧剥离区域汇合。至此，将 IMA、IMV、SRA、LCA 及其系膜完全与肾前筋膜层、腹下神经前筋膜层分离。

此部分的系膜游离是中枢侧淋巴结清扫术、直肠系膜游离的前期铺垫，助手对乙状结肠系膜、直肠上段系膜的把持位置和术野展开方向直接影响手术剥离的安全性和进程，所以动态维系良好的术野至关重要。

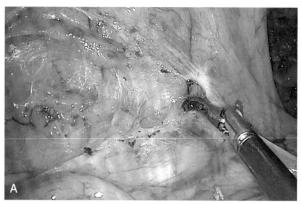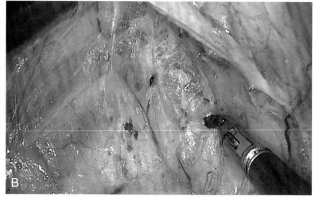

图 6-8 内外侧入路法汇合层面状况

A. 向骶骨岬部游离容易进入正确层面；B. 神经被上提，操持层面，勿进入神经前筋膜深层。

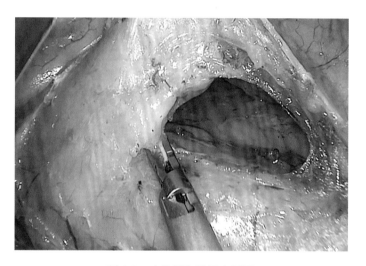

图 6-9 内外侧入路汇合层面

3. IMA 周围淋巴结清扫

（1）IMA 根部淋巴结清扫：保持内侧入路的展开术野，向头侧剥离，显露 IMA 和 SRA 的右侧面。沿 SRA 向 IMA 根部方向推进。

确认系膜根部淋巴结清扫范围和切割线，在 IMA 上方将腹膜切开至 IMA 与 LCA 交界部。其后沿血管将乙状结肠系膜朝左侧、上方牵起，进行根部淋巴结清扫术（图 6-10）。此方法不仅安全，还易于彻底清扫淋巴结和控制血管并发症。淋巴结清扫结束后直接过渡到血管结扎处理阶段（图 6-11）。

（2）IMA、LCA 血管处理：乙状结肠系膜根部淋巴结处理结束后，即可结扎血管。血管处理根据血管分型和手术类型决定。IMA、LCA 与周围神经组织关系见图 6-12。

血管的处理方法有：IMA 根部结扎离断；IMA 分出 LCA 后，在其远端结扎离断；保留 LCA。

离断 IMA 的血管处理：保留包绕血管的神经纤维时，使用大号血管夹夹闭后用超声刀离断，这对有血管硬化者是较为安全的处理。对于 IMA 血管夹闭位置，中枢侧应保留足够的安全距离，不要紧贴腹主动脉壁夹闭，以防血管夹闭时出现意外，必要时应追加圈套器结扎。

保存 LCA 的血管处理：向左侧牵引乙状结肠系膜，将 LCA 在乙状结肠的位置暴露清楚。IMA 中枢侧淋巴结清扫后，IMA 走行清晰可见，术者左手持钳沿 IMA 外神经浅面将脂肪和结缔组织提起，以双极电凝尖端或超声刀尖端在其间沿血管末梢方向循序渐进剥离右侧面、腹侧面。确认 LCA 与 IMA、直肠上动脉分界部位，离断直肠上动脉（图 6-13）。

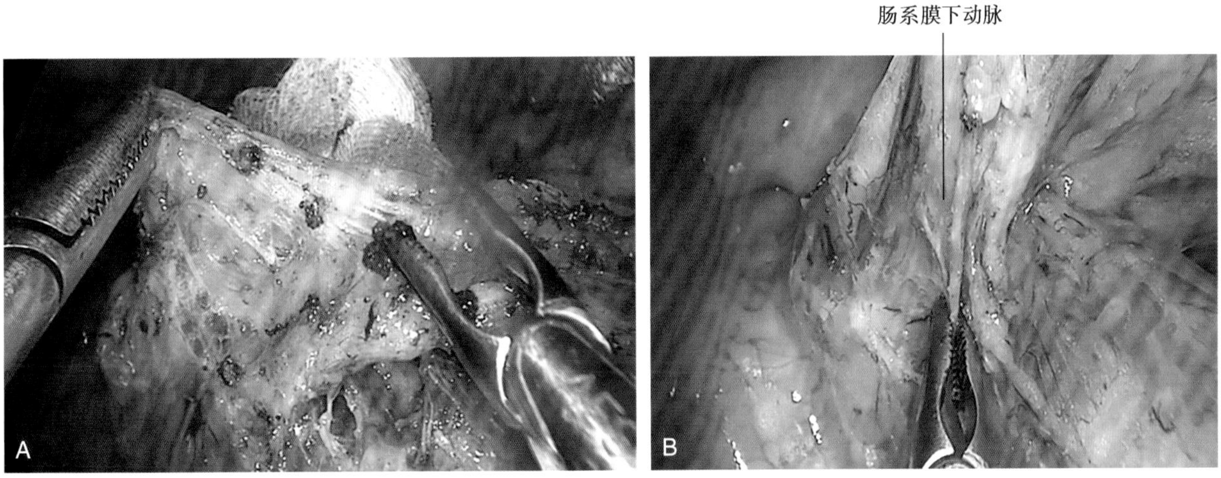

肠系膜下动脉

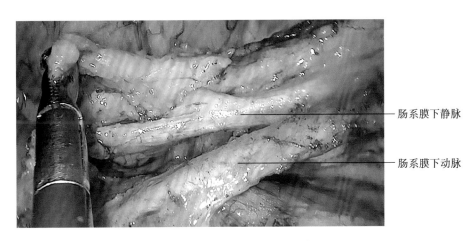

图 6-10 肠系膜下动脉周围淋巴结清扫
A. 神经束浅层进行 No.253 淋巴结清扫;B. 肠系膜下动脉根部的清扫,勿损伤神经。

肠系膜下静脉

肠系膜下动脉

图 6-11 肠系膜下动脉根部淋巴结清扫结束

左结肠动脉

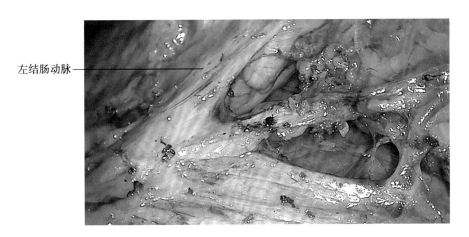

图 6-12 动脉、静脉与神经

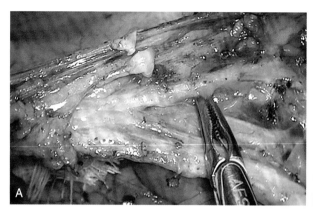
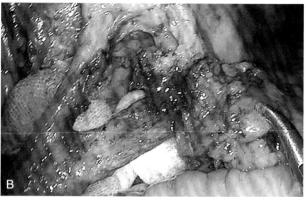

图 6-13 左结肠动脉的处理

A. 沿肠系膜下动脉解剖寻找确定左结肠动脉起始部;B. 确认左结肠动脉与肠系膜下动脉、直肠上动脉分界部位。

（3）保留腰内脏神经结肠支:注意保留腰内脏神经结肠支,分别游离 IMA 背侧结肠支和 IMA 左侧结肠支,保留主干,在血管处理部位离断分支(图 6-14)。

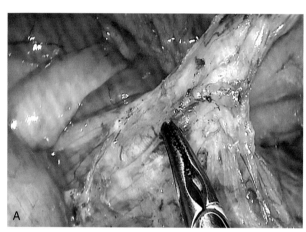
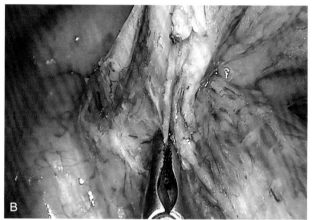

图 6-14 IMA 根部神经分布及处理

A. 神经浅层游离,确认腰内脏神经及结肠支;B. 肠系膜下根部的神经予以保留。

4. TME 的系膜剥离 TME 时直肠周围间隙的术野展开决定系膜剥离的完整性和安全性。助手左右手持钳夹住直肠系膜与乙状结肠交界部,向腹侧、左侧牵引,直至将直乙交界部系膜与后腹壁之间的间隙加大,显露剥离空间,避免系膜紧贴在腹后壁。

（1）直肠深筋膜的确认、剥离:将直肠系膜的右侧腹膜切开后,系膜与盆壁之间可见清晰的疏松结缔组织,沿此间隙切入,在腹下神经浅筋膜前,沿其与直肠深筋膜的直肠上间隙,靠近直肠系膜侧切开,可以显现直肠深筋膜。确认直肠深筋膜后,沿此界标拓展、剥离范围。

此时,术者的左手钳在直肠系膜与肾前筋膜之间引导牵引,右手的双极电凝或超声刀在系膜间隙切割,共同拓展空间。剥离的组织间隙正确时,不会出血,也不会损伤尿管、生殖血管。或者右手用小的剥离子将肾前筋膜沿腹壁方向钝性剥离,若有小血管出血,污染视野,也可用超声刀同法钝性剥离(图 6-15)。

（2）直肠的侧、后方处理:TME 操作保持在直肠深筋膜与肾前筋膜之间的解剖层面,向两侧、后方迂回游离直肠系膜,保持直肠深筋膜完整,直至游离达到盆底部,可观察到耻骨直肠肌上缘环绕直肠、肛提肌表面覆盖着的筋膜,以及直肠尾骨韧带。

直肠上间隙

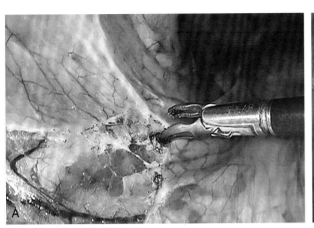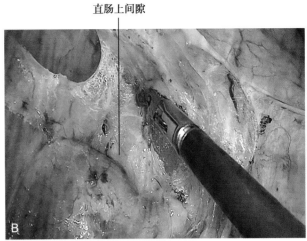

图 6-15　内侧剥离拓展

A. 向骶骨岬方向打开乙状结肠系膜；B. 经前筋膜浅层游离直肠上间隙。

后方游离显露的要点是将系膜整块从骶前间隙即腹下神经前筋膜与直肠深筋膜之间游离。但是，在腹下神经前筋膜后方与壁层骨盆筋膜之间剥离甚为困难，尤其是 S_3、S_4 附近的直肠骶骨筋膜（图 6-16）。术中剥离层的选择应充分参考 MRI 和 CRM 判定结果。

骶前间隙

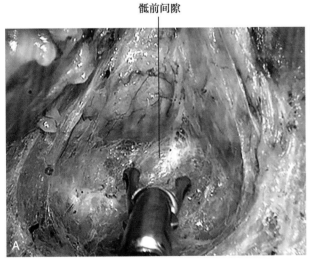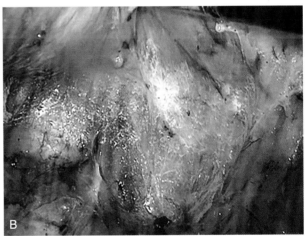

图 6-16　直肠后方剥离

A. 骶骨前方游离骶前间隙；B. 离断骶骨直肠韧带后可进入肛提肌上间隙。

直肠系膜在盆底的最低位置是直肠尾骨韧带，也是 TME 的最低位界标。此处显露到位说明 TME 的切除彻底。

助手持钳将直肠向前腹壁侧牵引，术者左手钳夹在直肠尾骨韧带上方的直肠系膜，在其表面间隙内，边用超声刀试探性切开，边止血，直至肛管上缘后能观察到直肠后壁内括约肌层与耻骨直肠肌的境界。

盆底处理过程中，助手的作用极为重要，①助手持钳充分将直肠牵起，以自身的反向牵引或与术者左手钳之间的反向牵引压迫形成手术操作空间；②扶镜手充分发挥镜子功能，窥镜有可弯曲软镜或不可弯曲硬镜，镜面有 30° 的斜面镜或 0° 的直面镜，使用上要理解光束位置以及充分发挥近距离放大的作用。

（3）直肠侧前方剥离：助手将膀胱向前上方牵拉牵引，右手钳将侧方腹膜向左侧牵引，术者沿左侧腹膜反折线切开，以精囊（子宫颈）浅面为界标向下方、侧方剥离，直达骨盆底的肛提肌表面（图 6-17）。

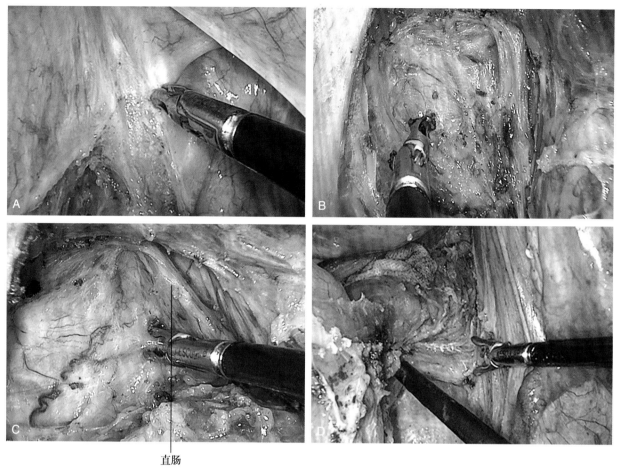

直肠

图 6-17 直肠侧前方剥离

A. 直肠前壁打开腹膜反折；B. 侧方游离达肛提肌前方；C. 沿肛提肌前方游离直肠系膜；D. 游离直肠右侧壁，与直肠前方、后方游离平面相交通。

5. 肛管周围及肛管内的游离

（1）肛管周围游离：游离肛管周围即进入括约肌间前、后的技术操作，其最重要的技术点是 DVF、下腹下丛、神经血管束、直肠尿道肌（会阴体）、耻骨直肠肌与肛管交界部等部位的剥离，既不能损伤直肠、肛管造成破裂，也不能破坏肛管及周围的解剖学结构，进而损伤肛管功能，影响 QOL。术者应在保证安全性的同时，谋求根治性和最大化保留功能的统一。

两侧及其后方处理完毕后，切开腹膜反折线部，在正确的层次推进腹膜反折线以下直肠前方的游离是很容易的，沿着 DVF 前叶或后叶剥离至内括约肌层（图 6-18）。

游离和切除 DVF 依据低位直肠癌位置决定，前壁的肿瘤要切除 DVF 前叶，后壁的肿瘤要切除 DVF 后叶。前叶剥离因为在前列腺表面，易出血，需谨慎止血。前列腺中央部位的被膜与 DVF 之间剥离是困难的。向下在前列腺尖端见到耻骨直肠肌（会阴体），系耻骨直肠肌及直肠纵肌形成。此部位的剥离如出血污染术野易导致后尿道的损伤。

直肠深筋膜是 TME 的重要解剖标志，其前方是 DVF，后方是腹下神经前筋膜，与神经形成明确的界限。男性的 DVF 与女性的直肠阴道中隔相同，拥有同样的解剖学膜性结构。DVF 与腹下神经前筋膜在两侧方交会。覆盖下腹下丛及其发出的内脏支和神经血管束。此处处理的关键点是神经血管束（NVB），NVB 与骨盆神经和 DVF 相连，处理这些神经纤维应尽可能靠近直肠，此处小血管易出血，需精细、确切地进行凝固离断（注意：直肠中动脉多数由此进入直肠）。处理 NVB 后，向远端游离直接进入耻骨直肠肌与内括约肌附着层面，到达肛管前侧的上缘（图 6-19）。

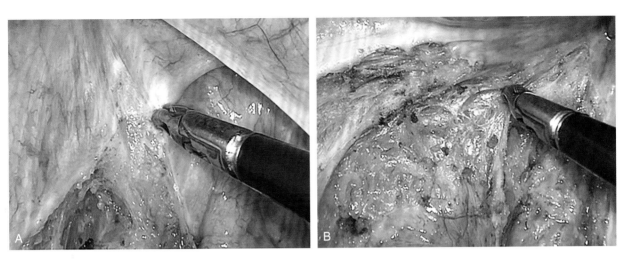

图 6-18 直肠肛管前方游离（女性）

A. 直肠前壁打开腹膜反折后显露 DVF；B. DVF 后方游离直肠阴道间隙。

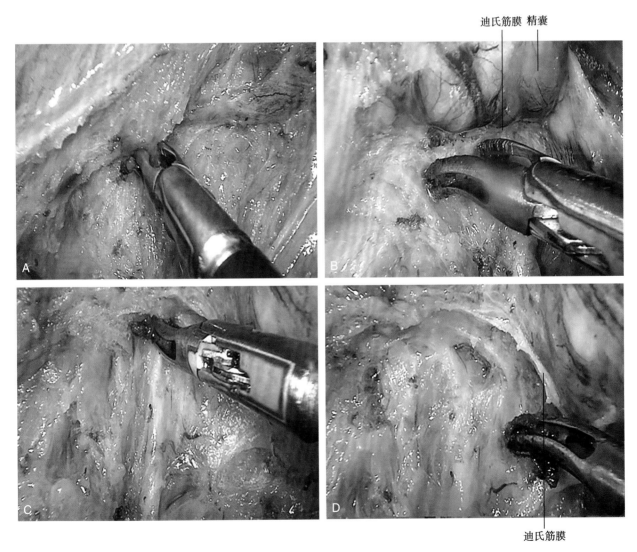

迪氏筋膜 精囊

迪氏筋膜

图 6-19 直肠肛管前方游离（男性）

A. 显露精囊作为进入层面的解剖标志；B. 解剖显露迪氏筋膜；C. 应用双极电凝游离直肠前壁保持正确层面；D. 沿迪氏筋膜后方游离直肠前壁。

（2）内括约肌的剥离：直肠系膜游离完全结束后，进行肛管入口和内括约肌游离。离断直肠尾骨韧带（图6-20）。

直肠尾骨韧带

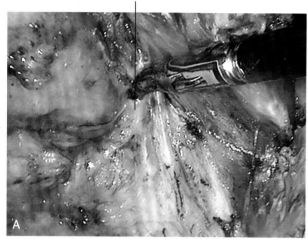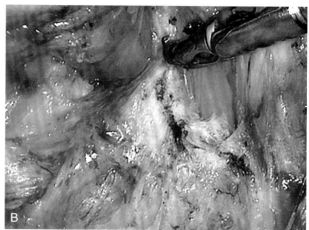

图 6-20　直肠尾骨韧带离断
A.直肠后壁离断直肠尾骨韧带进入肛管入口；B.离断直肠尾骨韧带显露耻骨直肠肌。

直肠尾骨韧带内有小血管，术中要边切边止血。离断后见到耻骨直肠肌，呈 V 形包绕直肠，与内括约肌之间具有间隙，以此为入路进入肛管内，锐性分离内括约肌后壁，同时沿耻骨直肠肌向两侧拓宽范围（只要间隙不错，就不会造成直肠破裂），直至齿状线水平（图 6-21A、B、C、D）。此处剥离要确保外科剥离面和肿瘤之间的距离，保证 CRM 阴性。直肠尿道肌的剥离是技术难点，尤其是完全 ISR。直肠尿道肌是位于肛管前壁、直肠外纵肌和尿道外括约肌、左右肛提肌之间的平滑肌。直肠尿道肌的内部有阴茎海绵体神经走行。肛管前壁直肠尿道肌的剥离应该放在前侧方、后方游离结束后处理。如果判定处理困难时可以改为较为安全的经肛门途径游离。腹腔内操作时应采取由上方和侧方会合的方式，相对较安全且出血少，损伤后尿道的概率低（图 6-21E、F）。

（3）肛管离断（部分、次全切除）：直肠系膜处理完毕，肛管游离结束后开始肛管离断，助手右手钳在预定离断部位的近侧端夹住肠管壁，将其立起，略偏向左侧，左手钳将肛管的前列腺压向腹壁侧，使肛管充分展开。

术者左手钳调整直肠角度，右手将直线切割闭合器插入，使肠管纵轴与直线切割器成直角，夹住直肠肛管，在预定切割线部位夹闭切割器，确认无周围组织嵌入且肠管血运良好后，夹闭 15 秒后击发。切割完毕开启直线切割器，如未全部横断，可追加切割器切割闭合（图 6-22）。

6. 消化道重建

（1）近端结肠的处理：经脐镜孔（图 6-23）或者左侧下腹小切口将近端肠管拉至腹壁切口外，于距离肿瘤 10cm 处离断肠系膜，游离用于吻合的肠管，确保吻合部位血运状态良好，在吻合线处置荷包钳，切除肿瘤侧肠管后，消毒切割线，荷包钳置入无损伤针线，制作荷包，放入吻合器钻头，固定，收紧荷包线，将置入钻头肠管放回腹腔内，关闭切口。

（2）吻合（部分、次全切除）：吻合时术野显露主要依靠助手。助手左手钳将精囊、前列腺或阴道牵压向腹壁侧，右手钳将侧盆壁腹膜牵向左侧，最大限度使盆腔空虚、清晰。

确认近端结肠的肠管长度合适与否，有无张力、扭曲，其后将其放置在左侧髂窝部位，以备吻合。

经肛门放置吻合器前做肛门指诊，确认通畅和肛管弯曲角度。消毒肛门，充分扩肛，注入液体石蜡油致肠管充盈。将吻合器由肛门口插入放置，插入过程是滑入、无阻力、无抵抗进入。至肠的断端处，直

直肠尾骨韧带　直肠纵肌　　　　　　　　　　　　　直肠尾骨韧带　耻骨直肠肌

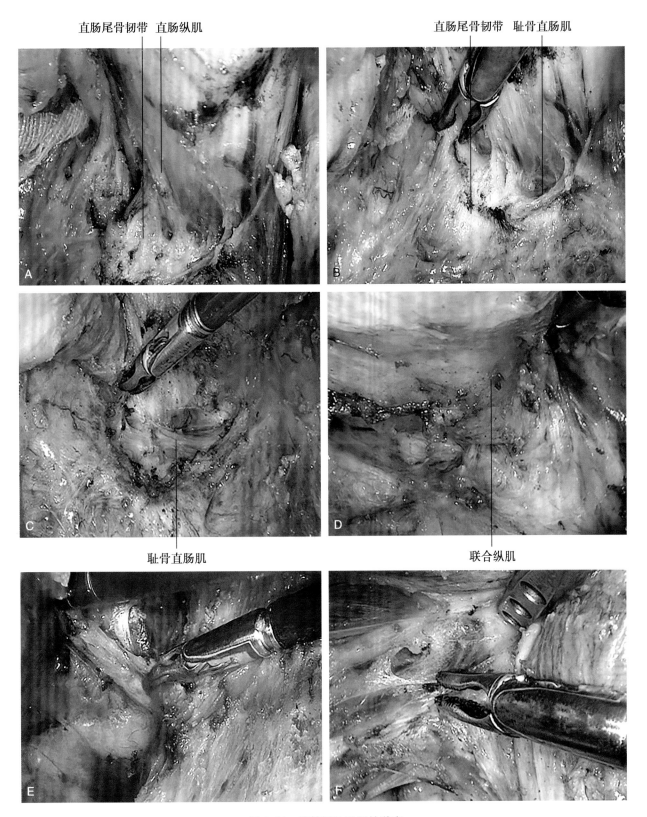

耻骨直肠肌　　　　　　　　　　　　　　　　　　　联合纵肌

图 6-21　肛管括约肌间的游离

A. 离断直肠尾骨韧带沿括约肌间游离;B. 沿联合纵行肌进行括约肌间游离进入肛管可显露耻骨直肠肌;C. 显露环绕直肠的耻骨直肠肌;D. 在联合纵肌层面进行游离确保环周切缘和远端切缘肿瘤学的安全性;E. 侧壁的游离;F. 前壁的游离。

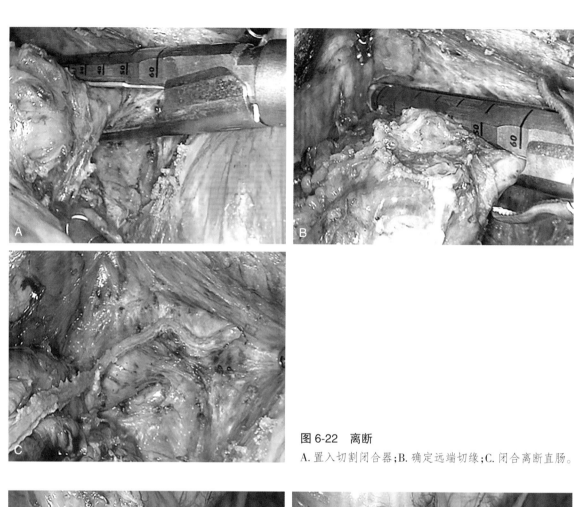

图 6-22 离断

A. 置入切割闭合器；B. 确定远端切缘；C. 闭合离断直肠。

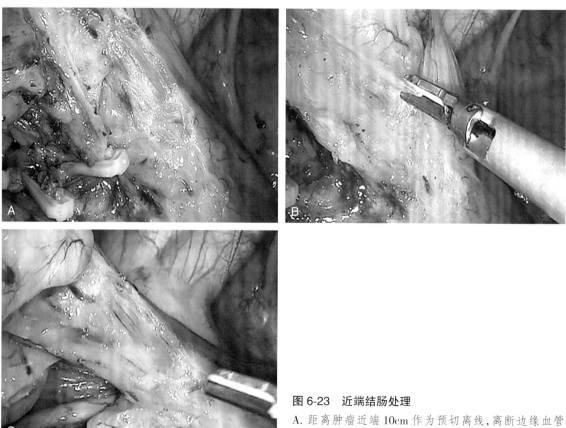

图 6-23 近端结肠处理

A. 距离肿瘤近端 10cm 作为预切离线，离断边缘血管弓；B. 修整肠壁；C. 确定切离线及肠管血运。

视下将吻合器尖端从闭合线旁边刺出,此时张力要适中,不可用暴力以避免闭合线撕裂伤。术者右手将近端肠管钻头与吻合器对合、连接。调整对合吻合器后击发,由肛门取出吻合器。肛诊进行确认,有无出血、漏气,吻合部位是否光滑等(图 6-24,资源 2)

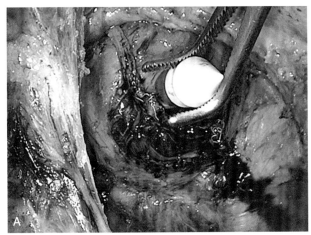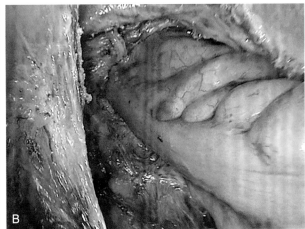

图 6-24 吻合

A. 经肛门置入吻合器;B. 确定吻合口血运、张力、系膜无扭转。

资源 2 腹腔镜内括约
肌直肠切除术(ISR)

(3)吻合(完全切除):肛门侧操作(全切)。2L 温生理盐水直肠灌洗,变换为折刀体位,并安置扩肛器(图 6-25)。

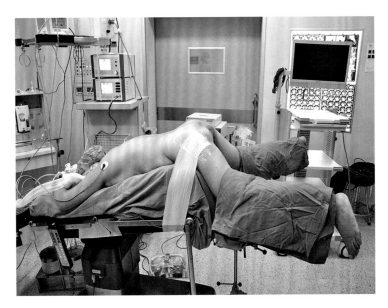

图 6-25 变换体位

　　安置好肛门扩张器后进行经肛门操作,确认病灶位置和安全切缘位置,在距肿瘤下缘 2cm 处预定切割线,用电刀切开黏膜和内括约肌,见到外括约肌纤维后,在内、外括约肌之间,环周切开直肠黏膜、内括约肌,间断缝合法缝合关闭直肠断端,然后用超声刀在内外括约肌间,全周、向上方切割。采用折刀体位使得视野清晰、操作方便。从骶前与腹腔侧沟通。应谨慎剥离直肠前壁、前列腺或阴道侧,否则易致前列腺或阴道壁的出血。阴道壁时常与外括约肌之间境界不甚清晰,要仔细辨认。完全贯通、离断后,将直肠从肛门牵出。近端肠管用直线切割器离断后进行吻合操作(图 6-26)。

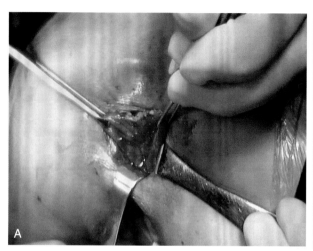
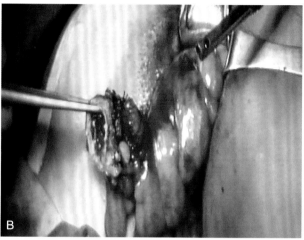

图 6-26　肛门切除

A. 折刀体位显露肛门,行括约肌间游离;B. 与腹腔贯通后经肛门将肠管提拉至体外。

　　(4)手工缝合吻合:体位调整至截石位或折刀位。扩张肛门,安置牵开系统,充分展现肛门部的解剖学结构,肛门缘、齿状线、肛门直肠线即外科肛管上缘(Herrmann 线)显露清晰,确认病灶,确定切除线,切开黏膜,如前所述从肛门侧经括约肌间切开。

　　手工缝合完成结肠-肛门端端吻合。结肠断端与肛管用 3-0 可吸收线全层缝合。吻合时应将外括约肌部分纤维缝入(图 6-27)。

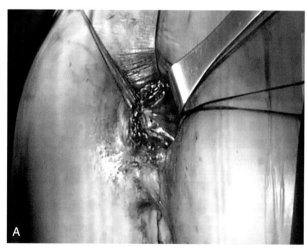
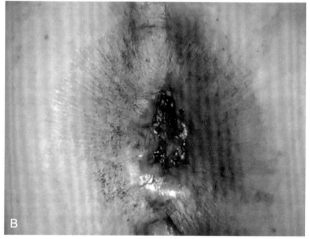

图 6-27　手工缝合

A. 结肠断端与肛管全层缝合;B. 缝合完成图。

7. 引流与闭创　吻合结束后,检查、止血、冲洗腹腔,清点器械、纱布。经左侧下腹戳卡孔于吻合口旁放置引流管一枚。调整体位为平卧位,整理小肠位置,将大网膜覆盖于表面。镜视下拔除穿刺器,确认无出血后关闭创口,结束手术。

五、关键技术解析及处理技巧

1. 保护自主神经的技术处理　左右腰内脏神经在 IMA 根部的腹主动脉前汇合成上腹下丛,左侧腰内脏神经更贴近 IMA 走行,清扫淋巴结 No.253 组时容易损伤。IMA、IMV、LCA、SRA 的处理要点是在肾前筋膜前方剥离,不要误入其深层。

保护上腹下丛。在骶骨岬部位的上腹下丛覆盖筋膜的前、浅面剥离,显露直肠后腔,不要在此打开此筋膜剥离,以免能量设备灼伤神经,剥离要贴近直肠深筋膜进行。上腹下丛在骶骨岬下方分成左右腹下神经,两侧的腹下神经紧密贴紧直肠深筋膜,向下腹下丛走行,并发出数支细小分支进入直肠。注意防止能量设备灼伤神经。

骨盆神经的处理。腹下神经在 T 形连接部进入下腹下丛,此部位在临床上称之为侧韧带,此处为直肠深筋膜与腹下神经前筋膜的交界,并与 DVF 连接。沿着腹下神经前筋膜的浅面剥离是安全的。

若无肿瘤直接浸润骨盆神经或神经周围无淋巴结转移,则行侧方淋巴结清扫时保留骨盆神经。保留骨盆神经要求在回避肾前筋膜的条件下操作,在自主神经的无接触状态下剥离。

2. 直肠中动脉的出血问题　侧韧带是腹膜反折部正下方的直肠与骨盆壁相连的结缔组织。骨盆神经和骨盆神经发出的直肠支是侧韧带的主要构成部分,髂内动脉分出的直肠中动脉贯穿其中。ISR 处理侧韧带的出血多来源于直肠中动脉,而且出血部位并不恒定,在前列腺侧方的出血来源于直肠中动脉,也是术后盆腔出血的常见原因。术中应充分认识到彻底止血的重要性。

3. 神经血管束的保护　下腹下丛在腹膜反折部,DVF 的左右两端,向远侧和骨盆内侧走行。NVB 是由下腹下丛下前角向前列腺发出的神经束,连同发向前列腺的血管一起伴行,沿着前列腺后外侧、直肠前外侧走行。阴茎海绵体神经走行于 NVB 的背侧,司理阴茎的勃起,损伤后会导致勃起障碍。其术中极易损伤的部位在 DVF 的两侧,DVF 与腹下神经前筋膜相连,此处的直肠由脂肪组织固定,NVB 位于其中难以辨认。因此剥离 DVF 时的切割、电凝止血或过度牵拉,极易损及 NVB。同时,侧方剥离时注意骶骨前方向上行走的盆内脏神经 S_3、S_4。

4. 盆底肌的处理　盆底肌由位于排泄腔周围的会阴肌和支撑骨盆内脏的盆底隔膜构成。是 TME 能否彻底和肛管括约肌剥离的关键部位。与 ISR 关系密切的肌群主要是耻骨直肠肌、耻骨尾骨肌、直肠尾骨肌。耻骨尾骨肌在直肠后方,附着在高位尾骨。肛门外括约肌浅部连续的肛尾韧带附着于尾骨尖端,成为肛管后方的支点。耻骨尾骨肌位于直肠正中后方,形成直肠尾骨线。沿骨盆壁将脂肪纤维组织游离开来,会呈现出前述的肛提肌筋膜,直肠呈游离状态时,在外科肛管入口处,能够确认出耻骨直肠肌围绕直肠、直肠尾骨肌。直肠尾骨肌是连接直肠与直肠尾骨的结构,切断后才能进入内括约肌和耻骨直肠肌、外括约肌之间。剥离在耻骨直肠肌与内侧的直肠壁间进行,不要损伤周围的外括约肌。直肠尾骨肌离断时会有出血,使用超声刀、电刀止血效果好。前方最为重要的结构是直肠尿道肌,是由直肠纵肌延伸形成的,与后尿道连续,采用上方和侧方双向剥离,可以避免后尿道的损伤。

5. 安全的重建

(1) 吻合部位血运:吻合口部位的肠管血运不佳是术后吻合口漏的重要原因。吻合前要充分评价近端肠管的血运状态,保留 LCA,不要离断边缘动脉。IMV 离断时,注意肠管的静脉环流障碍、肠管淤血、水肿。试验性血管夹闭有助于判定。同时应注意系膜内的血管张力。另外,还要充分关注远端肠管的血运状态,直肠中动脉离断后,对远端肠管的供血影响较大,也有可能造成吻合口漏。

(2) 重建方式:开腹手术的重建方式有直接吻合法(Straight 法)、J 型储袋吻合法(J-pouch)、结肠成形术(Coloplasty 法)。腹腔镜 ISR 的重建方式有 DST 法、结肠肛门吻合(conventional coloanal anastomosis,

CAA）法、直肠反转法（图6-28）。直肠内重建多数选择DST法较为安全；肛管内用DST法的吻合口漏发生率较高，这可能与肠壁非全层缝合法吻合有关；临床实践证实采取CAA法时，手工缝合更安全可靠，吻合口漏发生率更低。肠壁全层缝合并将构成肛管的肌肉连带缝上，效果更佳。

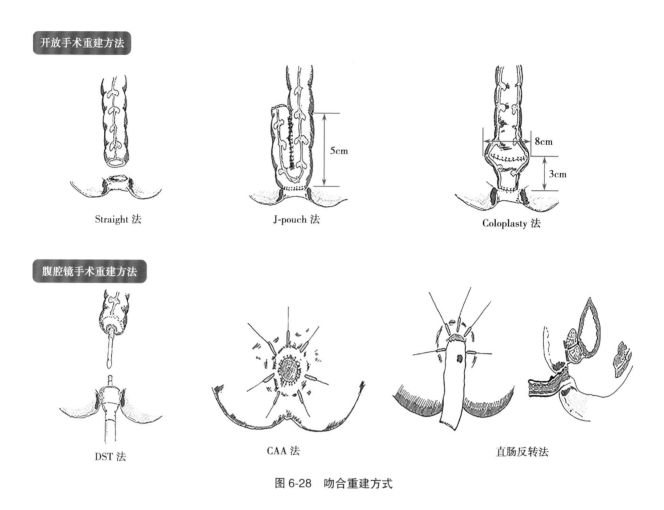

开放手术重建方法

Straight 法　　　J-pouch 法　　　Coloplasty 法

腹腔镜手术重建方法

DST 法　　　CAA 法　　　直肠反转法

图 6-28　吻合重建方式

六、术后管理与并发症防治

ISR术后常见并发症有吻合口漏、吻合口狭窄、盆腔死腔炎、肠梗阻，这些第四章已详尽介绍。

关于腹腔镜ISR的术后并发症，Yamamoto报告吻合口漏发生率为9.0%，肠梗阻发生率为7.7%，切口感染发生率为3.8%。Shiomi一项关于吻合口位置与吻合口漏的研究显示，在222例直肠癌位于距离肛缘10cm以内的手术患者中，共22例（9%）发生吻合口漏。吻合口距离肛缘越近，发生漏的概率越高。距离肛缘2~5cm吻合口漏发生率，无预防性人工肛门者13/102（12.7%），有预防性人工肛门者3/80（3.8%）；距离肛缘2cm以内的31例吻合口漏发生率，无预防性人工肛门者4/9（44.4%），有预防性人工肛门者0/22（0%）。吻合口漏是腹腔镜ISR术后的主要并发症，与近远端血运障碍有关，临床实践中已应用ICG荧光法帮助判定吻合口血流情况，降低吻合口漏的发生率。吻合口张力不足、吻合方法不当、手工缝合技术缺陷同样增加吻合口漏发生风险。吻合口漏发生后应充分引流，如发生弥漫性腹膜炎，应予急诊手术腹腔引流，造设人工肛门，给予抗生素，加强营养管理。

腹腔镜ISR的预防性人工肛门是在宿主、肿瘤等因素或技术因素存在吻合口漏高风险时使用的技术手段。Shiomi主张距离肛缘5cm以内吻合应积极置预防性人工肛门。Matthiessen推荐7cm以内时置预防性人工肛门。这对患者发生吻合口漏时具有救命作用，但不是预防吻合口漏的必需技术。

　　肛门功能障碍在 ISR 较为常见,对患者的生活质量影响极大。ISR 切除或损伤的组织结构有内括约肌、耻骨直肠肌固定组织、肛门垫、肛门上皮、肛管近段、自主神经,伴随其切除或损伤,相应的功能同步丧失。组织愈合修复过程也会改变原有的功能状态。因此,ISR 应在保证根治性的前提下,尽可能地保护肛提肌,保存肛管长度及肛门皮肤黏膜感觉,以降低术后肛门功能障碍程度。肛门功能重建是 ISR 的重要技术,如耻骨直肠肌固定、直肠角重建,肛管内容积重建、维系肛门静息压和容量、肛缘重建防止黏膜脱垂。保存肛门部上皮、维系肛门感觉、保留副交感神经(结肠支)和吻合部的储袋吻合作用,对消除排便功能障碍是必要的。

参 考 文 献

[1] LYTTLE J A,PARKS A G. Intersphincteric excision of the rectum [J]. Br J Surg,1977,64(6):413- 416.

[2] SCHIESSEL R,KARNER-HANNSCH J,HERBST F,et al. Intersphincteric resection for low rectal tumours [J]. Br J Surg, 1994,81(9):1376-1378.

[3] RULLIER E,S A CUNHA A,COUDERC P,et al. Laparoscopic intersphincteric resection with coloplasty and coloanal anastomosis for mid and low rectal cancer [J]. Br J Surg,2003,90(4):445-451.

[4] KUROYANAGI H,OYA M,UENO M,et al.Standardized technique of laparoscopic intracorporeal rectal transection and anastomosis for low anterior resection [J]. Surg Endosc,2008,22(2):557-561.

[5] AKIYAOSHI T,KUROYANAGI H,OYA M,et al. Safety of laparoscopic total mesorectal excision for low rectal cancer with preoperative chemoradiation therapy [J]. J Gastrointest Surg,2009,13(3):521-525.

[6] RULLIER E,LAURENT C,BRETAGNOL,et al. Sphincter-saving resection for all rectal carcinomas:the end of the 2cm distal rule [J]. Ann Surg,2005,241(3):465-469.

[7] CHAMLOU R,PARC Y,SIMON T,et al. Long-term results of intersphincteric resection for low rectal cancer [J]. Ann Surg, 2007,246(6):916- 921.

[8] SAITO N,MORIYA Y,SHIROUZU K,et al. Intersphincteric resection in patients with very low rectal cancer:a review of the Japanese experience [J].Dis Colon Rectum,2006,49(10):S13-S22.

[9] SAITO N,SUGITO M,ITO M,et al. Oncologic outcome of intersphincteric resection for very low rectal cancer [J]. World J Surg,2009,33(8):1750-1755.

[10] AKASU T,TAKAWA M,YAMAMOTO S,et al. Incidence and pattern of recurrence after intersphincteric resection for very low rectal adenocarcinoma [J]. J Am Coll Surg,2007,205(5):642-647.

[11] AKASU T,TAKAWA M,YAMAMOTO S,et al. Intersphincteric resection for very low rectal adenocarcinoma:Univariate and Multivariate analyses of risk factors for recurrence [J]. Ann Surg Oncol,2008,15(10):2668-2676.

[12] ITO M,SAITO N,SUGITO M,et al. Analysis of clinical factors associated with anal function after intersphincteric resection for very low rectal cancer [J].Dis Colon Rectum,2009,52(1):64-70.

[13] NISHIZAWA Y,FUJII S,SAITO N,et al. The association between anal function and neural degeneration after preoperative chemoradiotherapy followed by intersphincteric resection [J].Dis Colon Rectum,2011,54(11):1423-1429.

[14] HASHIMOTO H,SHIOKAWA H,FUNAHASHI K,et al. Development and validation of a modified fecal incontinence quality of life scale for Japanese patients after intersncteric resection for very low rectal cancer [J]. J Gastroenterol,2010,45(9): 928-935.

[15] SHIROUZU K,OGATA Y. Histopathologic tumor spread in very low rectal cancer treated with abdominoperineal resection [J]. Dis Colon Rectum,2009,52(11):1887-1897.

[16] AKIGI Y,KINUGASA T,SHIROU K. Intershincteric resection for very low rectal cancer:a systemic review. [J] Surg Today, 2013,43(8):838-847.

[17] YAMAMOTO S,ITO M,OKUDA J,et al. Laparoscopic surgery for stage 0/1 rectal carcinoma:short-term outcomes of a single-arm phase 2 trial [J].Ann Surg,2013,258(2):283-288.

[18] SHIOMI A,ITO M,SAITO N,et al. The indications for a diverting stoma in low anterior resection for rectal cancer:a prospective multicentre study of 222 patients from Japanese cancer centers [J]. Colorectal Dis,2011,13(12):1384-1389.

[19] WATANABE J,OTA M,SUWA Y,et al. Evaluation of the intestinal blood flow near the rectosigmoid junction using the indocyanine green fluorescence method in a colorectal cancer surgery [J]. Int J Colorectal Dis,2015,30(3):329-335.

[20] MATTHIESSEN P,HALLBOOK O,RUTEGARD J,et al. Defunctioning stoma reduces symptom anastomotic leakage after low anterior resection of the rectum for cancer:a randomized multicenter trial[J]. Ann Surg,2007,246(2):207-214.

经肛门全直肠系膜切除术

一、概况

(一)背景、现状

1982 年，Heald 倡导 TME，强调直肠系膜全部、完整切除对降低局部复发率，改善生存率的重要性。1986 年，Quirke 主张保证安全的环周切缘(circumferential resection，CRM)。完整的 TME 和确切的 CRM，使直肠癌的治疗效果显著提高。2007 年，Holm 报道了经腹经骶的直肠癌柱状切除。一项关于 ELAPE 的欧洲多中心研究显示，该术式可保证完整的 TME 和可靠的 CRM，进一步提高直肠癌治疗效果。

1994 年，Schiessel 报告内括约肌切除术(ISR)保留肛门可极大改善患者的生活质量，这对低位直肠癌治疗有重要价值。近年来，腹腔镜对视觉效果的扩大，使微细结构可视化，推进了腹腔镜 ISR 的广泛应用。腹腔镜手术不仅追求完整、彻底的 TME，还可以精细解剖保护神经，在保证根治性的同时，保存肛门和性功能。但患者若有肥胖、高 BMI、骨盆畸形、骨盆狭窄、前列腺肥大等身体因素，以及肿瘤低位，尤其是低位近肛门等肿瘤学因素，会使腹腔镜操作困难费时，难以保障环周切缘。除此以外，肿瘤直径过大也会增加手术难度，视野限制和盲区操作都会影响 TME 的完整性和环周切缘、远端安全切除的质量，降低手术安全性。尤其是在 ISR 中，影响直肠尾骨韧带上方、骶尾骨前方以及肛提肌上间隙部位低位系膜的有效、彻底清除。另外，肛管部位内括约肌的剥离与切除极为困难，DVF 的完整切除、直肠尿道肌的剥离等是"由上而下"的 TME 手术模式的难点和避免术后复发的关键点。ACOSOG Z60519 试验和 ALaCaRT 试验是以 TME 的完成度和环周切缘是否大于 1mm 为主要评价项目的腹腔镜手术非劣性比较研究，其非劣性结果未被证实。腹腔镜手术的 TME 完成度和 CRM 大于 1mm 的指标均低于开腹手术。因此，经肛门逆行性实施 TME 的环周切缘的安全性备受关注。另外，术后功能与患者性别、年龄、内括约肌切除量、吻合口高度、术前放化疗有密切的关系。这些问题可通过经肛门手术剥离切除得以改善。taTME 的问世使医师可以在内镜辅助下经肛门进行肛管剥离以及系膜处理，突破了 ISR 在肛管部位的技术难点。2013 年，西班牙的 Lacy 报告了 20 例经肛"由下而上"的 TME 模式，为解决上述的技术难点提供了新方法。

受经自然腔道的内镜外科手术理念影响，经肛微创直肠肿瘤切除逐渐为人们关注，Atallah 在 2010 年利用单孔腹腔镜操作平台建立了经肛内镜微创手术(transanal endoscopic minimally invasive surgery，TAMIS)。2010 年，Sylla 报道了由腹腔镜辅助下的经肛门内镜微创手术(transanal endoscopic microsurgery，TEM)切除直肠癌的案例，为低位直肠癌 taTME 拉开序幕。taTME 的优势在于可以克服人体生理因素(如弯曲、骨盆狭窄、前列腺肥大等)和肿瘤因素所致的低位直肠癌经腹操作难点，以及腹腔镜及其器械直线化问题，保证安全切缘和 CRM，提高手术的质量及效率。

taTME 在欧美已广泛用于中低位直肠癌。2017 年，Marks 报告了 taTME 的长期效果，372 例 taTME 手术标本的系膜完整率为 96%，CRM 阴性率为 94%，远端切缘阴性率为 98.6%。5 年局部复发率为 7.4%，

5 年生存率为 90%。2019 年 Roodbeen 发表一项国际 taTME 注册研究的结果,在 2 653 例 taTME 直肠癌病例中,CRM 的病理学阳性率为 4.0%。Lacy 也在同期报告了相同的研究结果,如果手术能够保持直肠系膜的完整性、足够的远端切缘和环周切缘,则会获取良好治疗效果。一些经腹手术病例在保持直肠系膜的完整性、足够的远端切缘和阴性的环周切缘方面是困难的,taTME 在这些问题上具有优势。

可见对于腹膜反折以下的手术,尤其是内括约肌切除术,"由下而上"的 TME 模式技术难点可通过结合"由下而上"的技术模式得以解决,保障手术安全,实现保存自然肛门和良好生活质量的目的。taTME 已经成为世界范围的热点问题,也是我国医学关注、研究的重大课题。目前国内以及国际合作的有关安全性、有效性的前瞻性临床研究正在全面展开。

（二）基本概念和手术原则

taTME 是通过肛门途径,进行直肠系膜全切除术的手术方式。taTME 能够满足肿瘤学对于直肠系膜完整切除和确保环周切缘安全的要求,现今业已成为直肠癌手术的成熟技术,广泛应用在临床。也有人将 taTME 定义为 ISR、TEM、TAMIS、单孔腹腔镜手术的统称。

taTME 可以分成完全 taTME 和腹腔镜辅助 taTME。完全 taTME 的直肠癌手术和全直肠系膜切除要在逆行状态下完成,受人体解剖学结构限制和目前手术器械制约,应用范围有限,且要经腹、经肛两个入路操作,故不能成为常规手术。腹腔镜辅助 taTME 使外科技术变得容易把握,手术的剥离范围拓宽,远端和环周切缘的安全性得以提升,具有良好的应用前景。

taTME 质量控制极其重要,骨盆腔内的最佳安全剥离范围受直线型器械和直线型镜子的制约。为保留直肠系膜的完整性,游离的上界应达到肛提肌上间隙,即 $S_3 \sim S_4$ 位置的直肠骶骨筋膜附着部位为宜,以满足腹腔操作手术需要。手术切除标本的病理解剖学检查、系膜完整性、安全切缘等,可采用 Nagtegaal 的分级标准评价。

坚持严格的无菌技术理念和技术标准,预防手术部位感染（surgical site infection,SSI）,尤其是盆腔感染。坚持无瘤原则和技术标准,严防肿瘤残留。必要的预防性造口对患者是安全的,主要适应证为术前新辅助放化疗、高龄、高 BMI 和有激素服用史者。

二、手术适应证及禁忌证

手术适应证主要为低位直肠癌,病灶距离肛门缘 5cm 以内,直肠癌浸润深度为 T_2、T_3 期,行经腹 ISR、TME 困难,需要在肛管内行次全或完全 ISR 的患者。另外男性,肿瘤直径大、前列腺肥大、高度肥胖的患者,宜选择 taTME。

术前 MRI 判定直肠系膜内淋巴结高度转移、环周切缘高危、下切缘经腹难以确定的患者,taTME 对其具有优越性。

手术禁忌证即非适合 taTME 的病例,如 5cm 以内的具有黏液成分的癌、浸润深度为 T_4 期、外括约肌以及肛提肌浸润。另外,患者有复杂痔瘘、直肠脱垂、肛门疼痛、高龄（80 岁以上）等情况时,也不适合选择 taTME。

三、术前评估与准备

（一）术前评估

1. 外科手术耐受力的评估 taTME 术前需对患者的全身情况（基础疾病、营养状态、BMI 等）、外科手术侵袭程度做出评估,进行术前干预,采取积极的预康复措施。

2. 肿瘤学的基本评估 评估肿瘤进展程度、临床分期、手术指证。通过术前肛门指诊、下消化道造影、肠镜、病理活检、直肠腔内超声、CT、MRI 等明确诊断,判定肿瘤部位、波及范围和程度。肿瘤浸润深度、CRM 和远端切缘的位置及安全距离的确定对保证根治性至关重要,也是保证切缘安全的重要措施。对于浸润深度在 T_3 以内可以考虑选择本手术术式。

3. 肛门功能的检测 术前应认真评估肛门功能,这对术后的功能判定具有重要意义。评估方法已在第四章节做过详细介绍,在此不做赘述。

（二）术前准备

术前准备工作与第六章的介绍类似，以下是与 taTME 密切相关的准备工作和内容。

手术设备、布局、麻醉 设备及手术人员布局见图 7-1、图 7-2，术者位置在患者两腿之间，站于右侧，镜手位于左侧，监视器位于患者头侧。

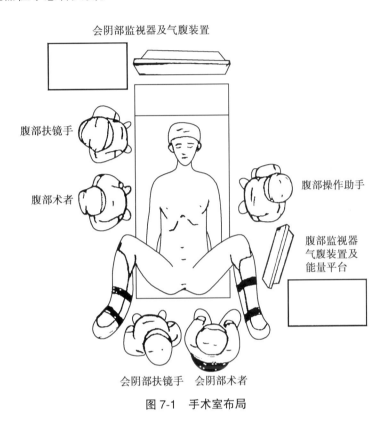

图 7-1 手术室布局

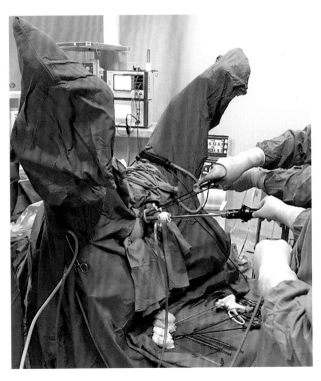

图 7-2 术者、镜手站位

手术设备:高清晰度摄像与显示系统或 3D 图像与显示系统,10mm 的 0°或 30°镜头。录像和图像存储设备。全自动高流量气腹机充气装置,CO_2 循环充气,气压为 8~10mmHg。气腹针、套管穿刺针。冲洗吸引装置。电能量设备为超声波凝固切开装置或电刀,双极电凝器。各类手术钳、剪等器械。各种经肛腔镜平台及单孔装置。

术前准备与结直肠手术相同。采用硬膜外麻醉加全身麻醉。手术体位如图 7-3 所示,患者采取截石位,双下肢抬高 30°~45°。

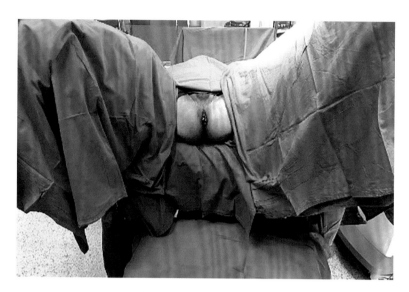

图 7-3 手术部位及体位

会阴部处置及准备:①扩肛;②碘附液冲洗直肠消毒;③会阴部、肛门部消毒,铺放无菌巾单;④肛门外括约肌以均等分布的 6 针法缝合牵引线,固定于会阴部(图 7-4)。

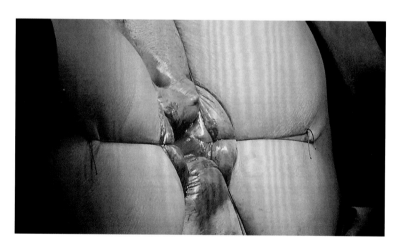

图 7-4 扩肛,缝合固定

四、手术步骤

(一) 安置 GelPOINT 装置

1. 肿瘤位置较高,肿瘤下缘距肛门缘 5cm 以上时,可以直接安装 GelPOINT 装置(图 7-5),按照计划进行由下而上的 TME。

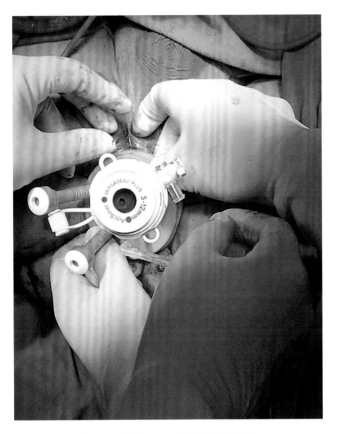

图 7-5 安置 GelPOINT 装置（高位）

2. 当肿瘤位置很低（距肛门 5cm 以内）且位于肛管内时，不能直接安装 GelPOINT 装置，应先在直视下确定切除线，全周切开直肠壁，直视下剥离内外括约肌，在安全切缘部位，按照标示线，全周电刀切开直肠壁，切开深度应达纵行肌与肛管之间，把持直肠断端，向腹腔侧牵引，并且在此间隙中游离直肠壁。建立正确间隙对后续操作至关重要，直接影响手术安全。缝合关闭近端直肠（图 7-6、图 7-7）。再安装 GelPOINT 装置（图 7-8），镜视下进行 taTME。

完成 GelPOINT 装置安置后进行肛管镜视下观察和 taTME（图 7-9）。

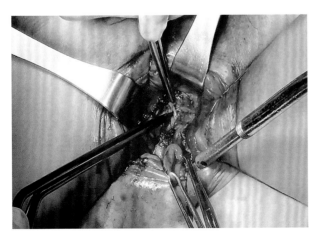

图 7-6 肛门内括约肌游离

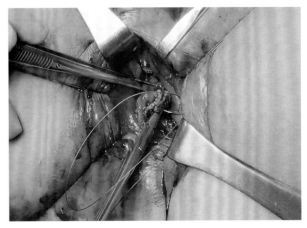

图 7-7 缝闭近端直肠断端

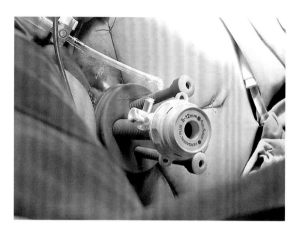

图 7-8 安置 GelPOINT 装置(低位)

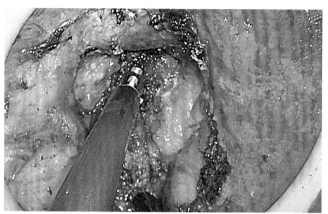

图 7-9 腹腔镜观察肛管

(二) taTME 操作步骤

观察肛管直肠腔、齿状线、肿瘤位置,确定手术安全切缘位置,标示直肠肛管前后壁方向。肿瘤距肛缘 5cm 以上时,直接安置 GelPOINT 装置后按照早期癌 1cm、进展期癌 2cm 的安全切缘位置镜下剥离肛门内括约肌,近端直肠壁予以缝合关闭后,进行 taTME。

镜视下经肛门 TME 的手术程序及界标如下。在肠壁纵行肌与耻骨直肠肌间的剥离层进行肠壁的环周剥离。前壁剥离要点为直肠尿道肌、前列腺间隙、DVF;前壁向侧壁剥离界标为 NVB、骨盆神经;后壁为直肠尾骨韧带及骶前间隙。

(1)直肠前壁的游离:直肠前壁的解剖在尿道、直肠尿道肌、前列腺及其两侧的 NVB 与直肠壁间进行。依据安全切缘位置,直肠前壁的剥离切入点界标有所不同,在肛管内时,切开直肠壁纵行肌到达肛管(图 7-10、图 7-11)。

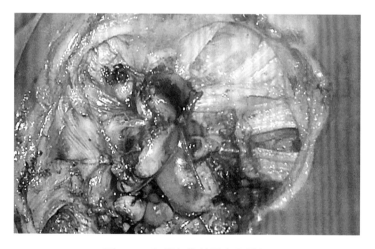

图 7-10 远端切缘的界定和封闭

直肠肛管正前方的直肠尿道肌是前壁游离的技术难点,直肠尿道肌由直肠纵行肌的延续平滑肌组织形成,伸向外尿道括约肌间隙,与直肠壁之间无间隙,游离时要在纵行肌平面离断,方能完成前壁游离。由于直肠尿道肌的存在,在其下方切入、离断难以把握切割线,易出血并伤及尿道。切入点宜选择在 10 点、2 点位置,在疏松的结缔组织间剥离,由此向上剥离达前列腺后,两侧向中央汇合,割断直肠尿道肌。离断后,前列腺出现在手术视野中(图 7-12、图 7-13)。

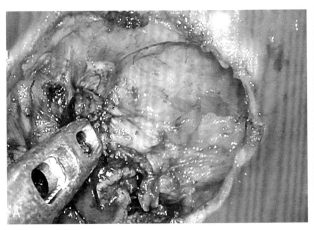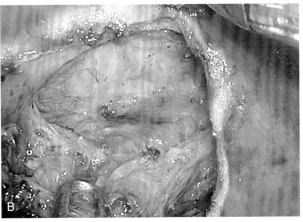

图 7-11 前壁剥离入路
A. 切开直肠壁纵行肌到达肛管；B. 显露前列腺。

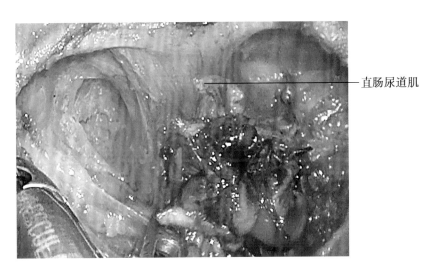

直肠尿道肌

图 7-12 直肠尿道肌

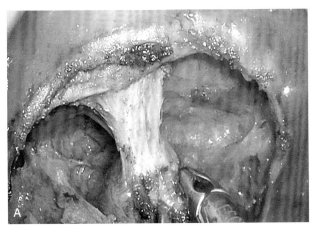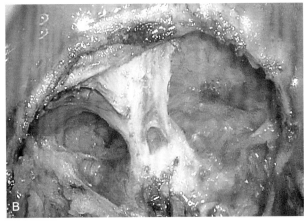

图 7-13 直肠尿道肌的剥离
A. 前壁选择在 10 点、2 点位置入路显露直肠尿道肌；B. 两侧向中央汇合离断直肠尿道肌。

剥离直肠尿道肌上方的前列腺层面时,以前列腺为界标向两侧和上方拓宽,此层面解剖间隙清晰,易于剥离,给予一定张力牵引直肠前壁后,钝锐性剥离皆宜。剥离前列腺层面时,DVF及其精囊位于表面和上方。前壁剥离的重要结构是直肠尿道肌和DVF。DVF分成两叶,依据肿瘤位置决定剥离层面在后叶还是在前叶,前壁的肿瘤应在前叶剥离。剥离前列腺两侧时,两侧静脉易在剥离时损伤出血,污染状态下难以识别NVB及直肠中动脉的结构。NVB的外侧剥离常常导致出血和神经损伤。前列腺的中央区域无血管区,层次清晰易于剥离,呈倒"八"字形向上拓宽,易到达两侧的精囊及直肠子宫陷凹(Douglas pouch)(图7-14、图7-15)。

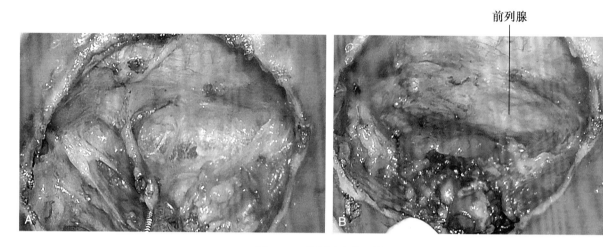

图 7-14 前列腺间隙剥离

A. 前列腺中央区域的无血管区;B. 前列腺层面的剥离时 DVF 位于表面。

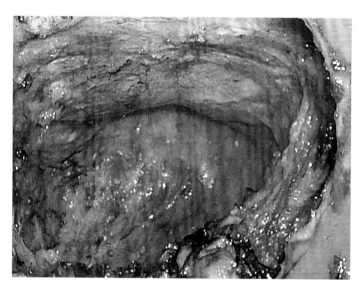

图 7-15 前列腺及精囊的剥离

(2)前壁向侧壁的剥离:从正中向侧方拓展术野时,前列腺与直肠侧方存在骨盆侧方筋膜(lateral pelvic fascia),离断后方能将直肠深筋膜剥离层拓宽。前壁在精囊水平向侧方拓宽时,要小心对待NVB及NVB直肠支,其不仅是术中易出血部位,也是神经易损伤部位(图7-16~图7-18)。

前侧方剥离要关注直肠深筋膜与下腹下丛的关系,充分牵引直肠,保持张力对认清他们之间的关系非常重要。

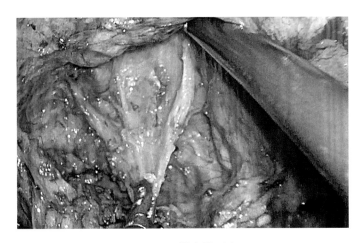

图 7-16 精囊的剥离

神经血管束 ——

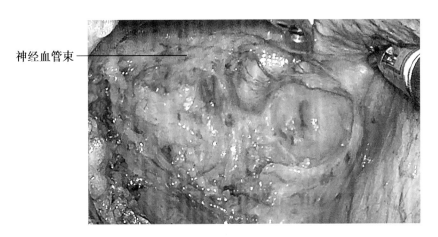

图 7-17 精囊和神经血管束的解剖

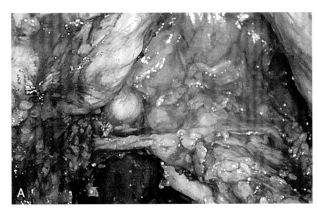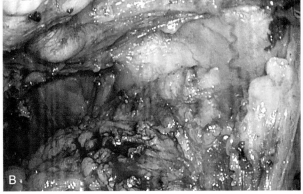

图 7-18 前侧方及神经血管束的剥离

A. 在精囊水平向侧方拓宽;B. 确认神经血管束。

（3）直肠后壁的游离:直肠后壁的游离同样面临切入点问题,齿状线上方和肛管上缘的直肠后壁切入点有不同的解剖学特点。齿状线上方切入时,直接进入肌间隙,向上方移行时,耻骨直肠肌与内括约肌之间有肌纤维交错,需要离断。要注意的解剖学特征如下:①直肠尾骨韧带、直肠纵行肌在肛提肌层面向后方延续,构成平滑肌纤维组织结(图 7-19、图 7-20);②直肠深筋膜和骨盆内侧筋膜之间的肛提肌上间隙是后壁剥离层。所以后壁应在此间隙从两侧 4 点、8 点位置切入,向中央移行。

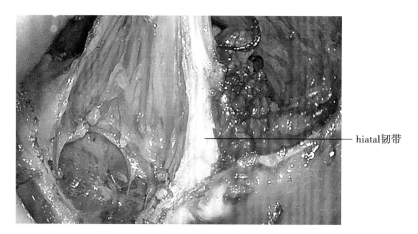

图 7-19　直肠尾骨韧带（hiatal 韧带）

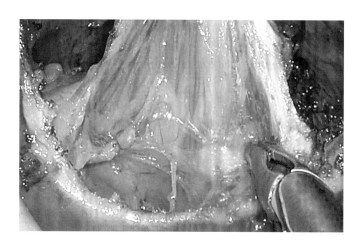

图 7-20　直肠尾骨韧带（hiatal 韧带）处理

　　直肠尾骨韧带是由与纵行肌相连续的平滑肌纤维构成的白色肌纤维束,在肛提肌上方展开呈韧带状构造,从肛门侧观察呈倒 V 形。离断后在直肠深筋膜和骨盆内侧筋膜之间的肛提肌上间隙进行后壁剥离,剥离操作在疏松结缔组织之间进行。左手将直肠深筋膜向上、向腹壁提拉,剥离层清晰可见直肠深筋膜后方的黄色脂肪组织。向深处剥离时,剥离层面非常重要,要高度注意骶骨前方的骶前静脉,其损伤易导致出血(图 7-21、图 7-22)。

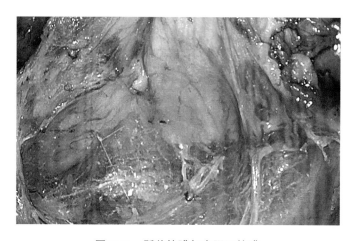

图 7-21　骶前筋膜与直肠深筋膜

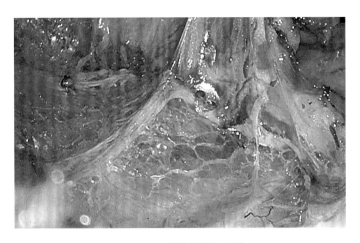

图 7-22 骶前间隙的剥离

　　直肠后壁在此间隙剥离、拓宽,向上达到直肠后间隙,同时向两侧拓宽,过渡到侧方剥离。

　　(4)骨盆侧壁及骨盆神经剥离:如图 7-23 和图 7-24 所示,沿着骶前间隙向侧方剥离,可以见到下腹下丛发出的骨盆神经(图 7-25~图 7-27),在其发出的直肠深支和浅支处予以离断。在骨盆的前方、后方游离完毕后,进行侧方处理,以避免剥离错方向造成误伤(图 7-28、图 7-29)。

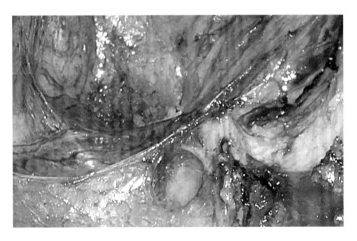

图 7-23 骨盆神经

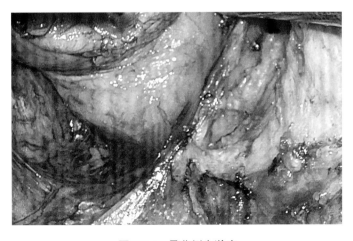

图 7-24 骨盆侧方游离

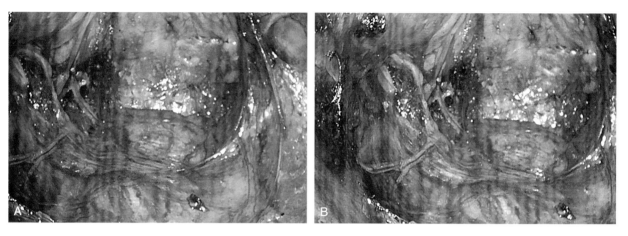

图 7-25 骨盆神经

A. 游离骶骨前方显露骨盆神经;B.下腹下丛发出的骨盆神经。

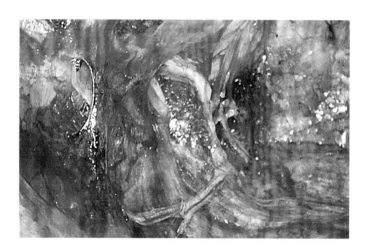

图 7-26 骨盆神经与骶神经

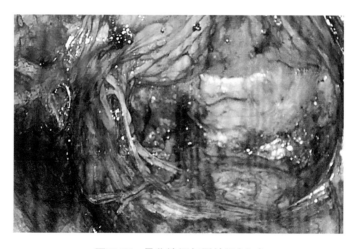

图 7-27 骨盆神经与骶神经(S₄)

骨盆内脏神经

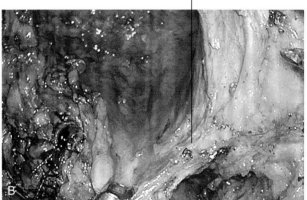

图 7-28 骨盆壁侧方剥离

A. 骨盆的前方、后方游离后确定侧方游离平面；B. 盆内脏神经浅层进行游离。

骨盆内脏神经

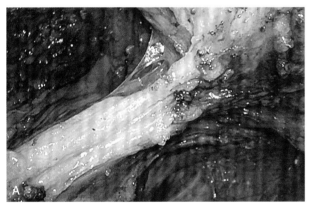
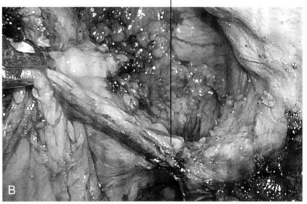

图 7-29 骨盆侧方的游离

A. 由前方、后方游离平面向侧方汇合；B. 侧方致密的盆内脏神经。

（5）腹膜反折部的腹膜切开：前壁剥离可直达腹膜反折部位，在此部位有两种处理方式，经肛处理（图 7-30、图 7-31）和经腹腔处理都是安全的，腹膜反折部位切开后向两侧剥离，与腹腔汇合（资源 3）。

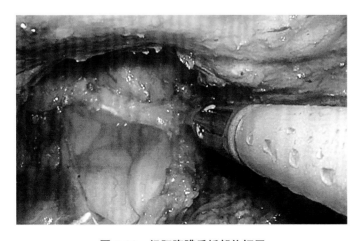

图 7-30 经肛腹膜反折部位切开

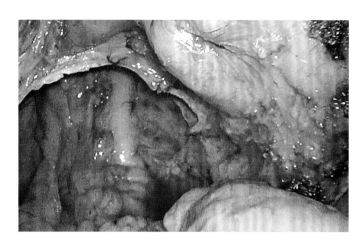

图 7-31　经肛门观察腹腔

资源 3　经肛门直肠系膜全切除术（taTME）

（三）腹腔侧镜下操作步骤

　　患者取头低位或右侧卧位，移动横结肠和大网膜，将其翻向头侧、肝脏下。利用重力原理，将小肠排列于右中上腹部，将左结肠系膜、乙状结肠、直肠系膜完全展开。如患者系女性，需要进行悬吊子宫。

　　1. 乙状结肠系膜的游离　经外侧入路游离乙状结肠系膜，游离范围上方为降结肠脾曲，内侧达 IMA 根部左侧缘，在直肠系膜中下段系膜部位将乙状结肠系膜、降结肠系膜从后腹壁左侧彻底松解分离（图 7-32）。

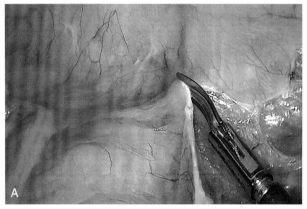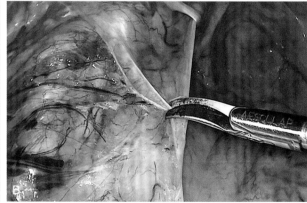

图 7-32　乙状结肠系膜游离

A. 打开左侧 Monk's 白线向上达降结肠近脾区；B. 显露输尿管及生殖血管。

　　乙状结肠系膜内侧入路法的腹膜切开线以 IMA 根部腹膜为起点，以直肠系膜右侧缘的腹膜反折点为终点。直肠、乙状结肠系膜的深筋膜与腹后壁肾前筋膜之间的疏松结缔组织清晰可见，此间隙即为内侧入路的剥离层面和剥离起始点，是无血管区域（图 7-33）。

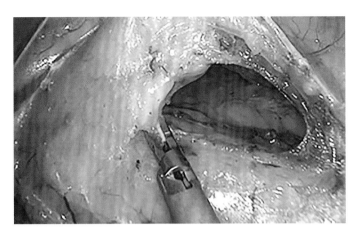

图 7-33　内外侧入路汇合层面

2. 中枢侧淋巴结清扫　沿 SRA 向 IMA 根部方向推进,在骶骨岬将直肠固有系膜从腹下神经前筋膜剥离、拓展至 IMA 背侧肾前筋膜,并清除 IMA、SRA、LCA 周围淋巴结(图 7-34)。

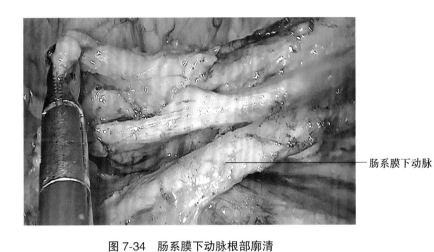

肠系膜下动脉

图 7-34　肠系膜下动脉根部廓清

乙状结肠系膜根部淋巴结处理结束后,即可结扎、处理血管。IMA 分出 LCA 后,在其远端结扎离断,保留 LCA。

3. 直肠深筋膜剥离　沿直肠上间隙剥离直肠深筋膜,直肠系膜的周围游离达到盆底部(图 7-35)。

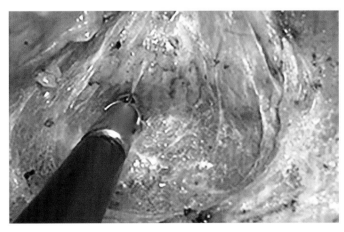

图 7-35　直肠固有系膜侧后方剥离

直肠肛管前方剥离应沿腹膜反折线切开，两侧及后方处理完毕后，前方游离只要沿正确层次推进即可。沿 DVF 前叶或后叶剥离至内括约肌层（图 7-36）。

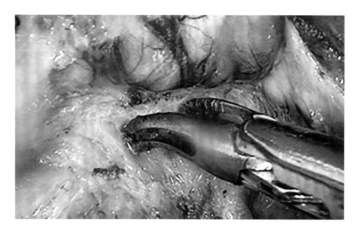

图 7-36 直肠肛管前方游离（男性）

4. 近端结肠的处理 经腹腔镜修整近端吻合用肠管，原则上应在距肿瘤 10cm 处离断肠系膜，游离肠管，确保肠管血运状态良好，备作吻合。

5. 腹腔手术与经肛手术部位汇合 直肠系膜 TME 在骨盆底部与 taTME 的术野汇合（图 7-37、图 7-38）。

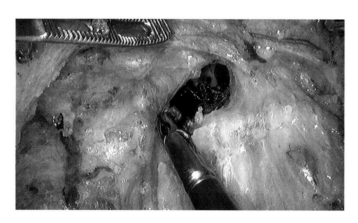

图 7-37 腹腔侧游离，汇合

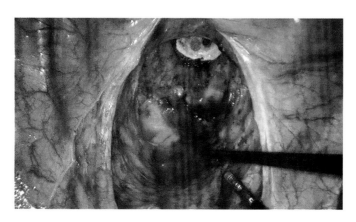

图 7-38 腹腔侧观察盆底结构

(四)结肠肛管吻合

游离的直肠经肛门拉出,在预定的切除部位离断肠管(图 7-39、图 7-40)。

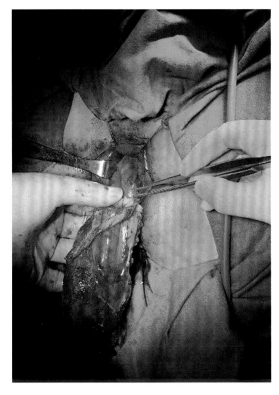

图 7-39 经肛切除

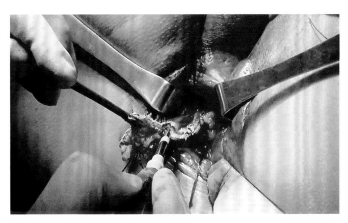

图 7-40 吻合口修整

1. DST 和手工缝合吻合法的选择 taTME 术后的重建是一技术难点,直接关系到术后吻合口漏的发生率。重建方法主要有机械吻合法和手工缝合法,合理选择吻合方法,有助于减少手术并发症。肿瘤部位是决定直肠手术的关键要素,同样也决定重建方式。taTME 针对低位直肠癌,故重建部位常常在 Ra 或 Rb 位置。机械吻合法主要适合于较高位置的 Rs/Ra,远端肠管可以用吻合器进行闭合,更加简单快捷。但是,吻合器在肛管内闭合较为困难,常常要多个闭合切割器进行多次切割闭合,闭合交叉点多且肠管呈斜形离断。另外,患者有狭窄骨盆、前列腺肥大时,手术的可控性降低。此时可在肛管内手工缝合荷包后,再使用吻合器吻合。肛管内吻合以手工缝合更为安全、确切、经济,但繁杂费时。简而言之,肿瘤高位时适于 DST,低位时适于手工吻合(图 7-41)。

2. 结肠肛管手工缝合吻合 肛管内切除线在齿状线上 2cm 内做吻合时,手工缝合术后的吻合口并发症少,肛门功能佳。手工缝合主要以 Gambee 缝合多见。手工吻合时仍采用截石位,将近端结肠经肛门牵出,确认肠管血运和张力,确定吻合线。结肠与肛管行端端吻合,手工缝合重建。结肠断端与肛管使用 3-0 可吸收线缝合吻合,吻合采用全层缝合(图 7-42~ 图 7-44)。

五、关键技术解析及处理技巧

(一)术中的损伤

1. 骨盆逆行性解剖的认识缺欠 taTME 采取由下向上的逆向手术方式,与传统技术以及医师们熟悉的解剖呈反向状态,术中主要问题是副损伤,好发部位主要为后尿道、输尿管、骶前血管、直肠中血管、神经血管束。

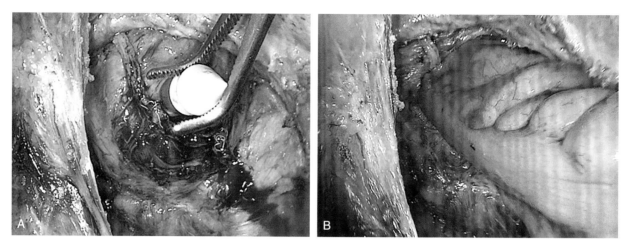

图 7-41 双吻合器技术行肠管吻合
A.经肛门置入吻合器;B.确定吻合口血运、张力、系膜无扭转。

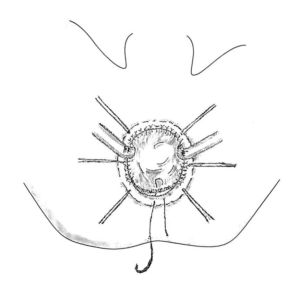

图 7-42 结肠肛管吻合示意图

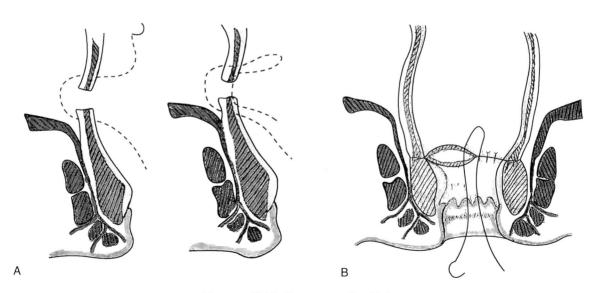

图 7-43 结肠肛管 Gambee 单层缝合
A.侧壁缝合;B.前、后壁缝合。

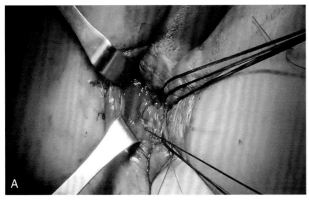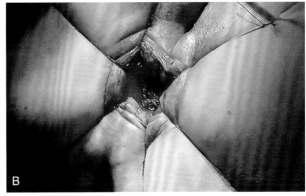

图 7-44 经肛门手工缝合吻合
A.结肠断端与肛管全层缝合;B.缝合完成图。

2. 直肠尿道肌的解剖界标重要性　熟悉直肠尿道肌(会阴体)的形成对减少后尿道损伤具有重要意义。自肛管和直肠交界部开始的直肠前壁和尿道之间存在直肠尿道肌,剥离与离断时容易损伤后尿道,尤其是在肛管内剥离时易于发生。预防方法为按照解剖学筋膜层次剥离,由两侧进入内括约肌间隙向中央部位汇合,确认后离断直肠尿道肌。尿道损伤后要做损伤部位修补,导尿管至少保留半个月。

3. 静脉损伤出血　肛门入路极易进入骶前间隙,若不熟悉而将骶前筋膜层切开,向上剥离,易造成骶前静脉显露撕裂或损伤出血,压迫止血或在骶前筋膜前方凝固止血常可见效。

taTME 最常见的出血部位在直肠中动脉,多数情况下易于止住,但多会带来神经血管束损伤。防范要点在于对解剖的认识,可参考解剖学章节的详细介绍。

4. 神经的损伤　保持 taTME 的最佳术野是减少神经损伤并发症的关键环节。骨盆神经的外侧剥离应注意 S_4 骶骨神经在骶前 4、8 点位置成弓形立起,剥离层不当则极易损伤。直肠前壁剥离时,前列腺两侧有盆内脏神经及延续的 NVB,在 NVB 外侧游离会导致出血、神经损伤和排尿功能障碍。

(二) 吻合方式的隐患

taTME 的消化道重建方法有端端吻合、端侧吻合、储袋吻合重建。吻合部位可在肛管内或直肠。吻合方式有机械吻合和手工吻合,临床最常用的吻合是端端吻合,在直肠部位采取机械吻合,在肛管采取手工缝合。肛管内用机械吻合不安全,发生吻合口漏的概率高。肛管内吻合手工缝合安全但耗时。

(三) 确保远端、环周切缘安全

经肛管直视下确认肿瘤下缘和安全的远端切缘位置,缝合闭锁近侧肠管时,要确保不漏气,否则会影响操作。行直肠壁全周性切开,向内外括约肌间隙切开、剥离,于 12 点方向确认直肠尿道肌,背侧 6 点方向确认直肠与尾骨间的韧带,使用电刀沿肠管纵轴切割,确保到达到预定的剥离层。依据肿瘤部位和浸润深度,注意确保 CRM 阴性。剥离层通常位于覆盖耻骨直肠肌上的骨盆筋膜内侧,如肿瘤浸润深度达 T_3 或以上时,则应在骨盆筋膜外侧进行剥离,以确保 CRM 阴性。在骨盆筋膜外侧层剥离时容易损伤骶前静脉和下腹下丛,需要注意。

六、术后管理与并发症防治

(一) 术后管理

术后管理同前章节。

(二) 并发症防治

1. 吻合口漏和吻合口狭窄　吻合口漏和吻合口狭窄是 taTME 术后的主要并发症。造成吻合口漏的原因主要是吻合口上下血运障碍、吻合口张力不足、DST 方法不当、手工缝合技术缺陷等。Pennea 对

1 594 例 taTME 患者进行分析,术后发生吻合口漏的占 15.7%。吻合口漏若出现弥漫性腹膜炎,则要急诊手术,给予盆腔引流,放置人工肛门。如吻合位置低,发生漏的时间在术后 5~7 天,可无弥漫性腹膜炎表现。主要表现为局限性炎症,应充分盆腔引流和保持肛门通畅。

吻合口狭窄多在吻合口漏的后期出现,多需扩张或手术使吻合口成形。吻合口漏引发的狭窄对术后肛门功能具有很大影响。

2. 预防性人工肛门 预防性人工肛门不是必需的技术环节,在患者有放疗史、肥胖、长期使用激素类药物、糖尿病血糖控制不佳、营养不良、尿毒症等情形下使用。

3. 功能障碍 术后性功能障碍及肛门功能失调与手术技术有直接关系,手术时应注意保留神经。另外,维系肛门功能的解剖结构保护也很重要,如肛提肌保护、肛管长度维系、直肠肛管角度重建、肛门皮肤黏膜感觉的保护,否则会影响术后肛门功能。

参 考 文 献

［1］HEALD R J,HUSBAND E M,RYALL R D,et al. The mesorectum in rectal cancer surgery:the clue to pelvic recurrence?［J］Br J Surg,1982,69（10）:613-616.

［2］QUIRKE P,DURDEY P,DIXON M F,et al. Local recurrence of rectal adenocarcinoma due to inadequate surgical resection:histopathological study of lateral tumor spread and surgical excision［J］. Lancet,1986,2（8514）:996-999.

［3］HOLM T,LJUNG A. HAGGMANK T,et al. Extended abdominoperineal resection with gluteus maximums flap reconstruction of the pelvic floor for rectal cancer［J］.Br J SurgBr J Surg,2007,94（2）:232-238.

［4］WEST N P,ANDERIN C,SMITH K J,et al. European extralevator abdominoperineal excision study group multicentre experience with extralenator abdominoperineal excision or low rectal cancer［J］. Br J Surg,2010,97（4）:588-599.

［5］SCHIESSEL R,KARNER H J,HERBST F,et al. Intersphincteric resection for low rectal tumors［J］. Br J Surg,1994,81（9）:1376-1378.

［6］FLESHMAN J,BRANDA M,SARGENT DJ,et al.Effect of laparoscopic assisted resection vs open resection of stage 2 or 3 rectal cancer on pathologic outcomes:the ACOSOG Z6051 randomized clinical trial［J］.JAMA,2015,314（13）:1346-1355.

［7］STEVENSON A R,SOLOMON M J,LUMLEY J W,et al. Effect of laparoscopic assisted resection vs open resection on pathological outcomes in rectal cancer:the ALaCaRT randomized clinical trial［J］. JAMA,2015,314（13）:1356-1363.

［8］KUIJPER JH.Fecal continence after subtotal to total excision of the rectum［J］. Neth J Surg,1983,35（2）:73-77.

［9］YAMADA K,OGATA S,SAIKI Y,et al. Functional results of intersncteric resection for low rectal cancer［J］. Br J Surg,2007,94（10）:1272-1277.

［10］SHIOKAWA H,FUNAHASHI K,KANEKO H,et al. Long-term assessment of anorectal function after extensive resection of the internal anal sphincter for treatment of low-lying rectal cancer near the anus［J］. J Anus Rectum Colon,2018,1（1）:29-34.

［11］FUNAHASHI K,KOIKE J,TERAMOTO T,et al. Transanal rectal dissection:a procedure to assist achievement of laparoscopic total mesorectal excision for bulky tumor in the narrow pelvis［J］. Am J Surg,2009,197（4）:e46-e50.

［12］DELACY A M,RATTNER D W,ADELSDORFER C,et al. Transanal natural orifice transluminal endoscopic surgery（NOTES）rectal resection:"down-to-up" total mesorectal excision（TME）–short-term outcomes in the first 20 cases［J］. Surg Endosc,2013,27（9）:3165-3172.

［13］KNOL.J J,DHONDT M,SOUVERIJNS G,et al. Transanal endoscopic total mesolectal excision:technical aspects approach the mesolectal plan from below-a preliminary report［J］. Tech Coloproctol,2015,19（4）:221-229.

［14］MARKS J H,MONTENEGRO G A,SALEM J F,et al. Transanal TATA/TME:a case-matched study of taTME versus laparoscopic TME surgery for rectal cancer［J］. Tech Coloproctol,2016,20（7）:467-472.

［15］ROODBEEN S X,DE LACY F B,VANDIEREN S,et al. Predictive factors and risk model for positive circumferential resection margin rate after transanal mesorectal excision in 2 653 patients with rectal cancer［J］. Ann Surg,2019,270（5）:884-891.

［16］XU W,XU Z,CHENG H,et al.Comparison of short-term clinical outcome between transanal and laparoscopic total mesorectal excision for the treatment of mid and low rectal cancer:a meta-analysis［J］. Eur J Surg Oncol,2016,42（12）:1841-1850.

［17］DENOST Q,LOUGHLIN P,CHEVALIER R,et al.Tansanal versus abdominal low rectal dissection for rectal cancer:long-term results of the Bordeaux' randomized trial［J］.Surg Endosc,2018,32（3）:1486-1494.

［18］PENNA M,HOMPES R,ARNOLD S,et al. Incidence and risk factors for anastomotic failure in 1954 patients treat:d by transanal total mesolectal excision:results from the international TaTME Registry［J］. Ann Surg,2019,269（4）:700-711.

| 第八章 |

腹腔镜侧方淋巴结清扫术

一、概况

(一) 背景、现状

腹腔镜侧方淋巴结清扫术的进步以及 RCT 研究证据的问世,使直肠癌侧方淋巴结清扫术(lateral lymph node dissection,LLND)越来越受到更多的关注。侧方淋巴引流途径是直肠淋巴系统中极为重要的路径,在中低位直肠癌转移中,具有重要意义,与直肠癌的治疗、预后有密切的关系。20 世纪中叶,侧方淋巴结清扫术作为直肠癌治疗方法用于临床。然而,因其高并发症发生率及并不明显的生存获益,而在欧美受到质疑。1979 年,Enker 报告肠系膜下动脉高位结扎、骨盆内淋巴结清扫术、联合脏器切除的大范围切除可降低局部复发率和提高长期生存价值。早在 1927 年,日本解剖学家仙波利用墨汁法研究直肠肛管的淋巴路,就指出了侧方引流途径。1940 年,久留提出直肠癌侧方淋巴结清扫术。其后的研究发现下段直肠癌侧方淋巴结转移率为 15%~20%,而且侧方淋巴结转移时约有 65% 的概率伴有向上方的转移。上方淋巴结存在转移时,约有 15% 的概率来自侧方淋巴结转移。侧方淋巴结转移阳性、长期生存患者的病例特征为高分化癌、侧方淋巴结转移在 3 个以下且局限于单侧。Hojo 报告淋巴结清扫术将降低局部复发率并带来良好长期生存,但侧方淋巴结清扫术会增加手术时间、手术并发症以及对支配泌尿、生殖系统神经的损伤,常常导致性功能和排尿功能障碍。20 世纪 80 年代侧方淋巴结清扫术适应证为下段直肠癌,90 年代以浸润深度 T_2 期以上的癌为适应证。由于保留自主神经的侧方淋巴结清扫术能够改善性功能和排尿功能障碍,所以日本将侧方淋巴结清扫术作为低位直肠癌手术的标准术式。

对于侧方淋巴结是否应清扫,不同国家具有不同的认识。日本认为侧方淋巴结清扫术是直肠癌外科手术的必备环节。下段直肠癌沿着直肠上动脉、肠系膜下动脉向上方转移的淋巴途径是主流,但也存在沿着直肠中动脉、髂内动脉、闭孔区域巴结的侧方途径转移。日本诸多直肠淋巴系统解剖学研究和直肠癌转移状态研究也显示有侧方淋巴结清扫术的必要性。然而,20 世纪 70—80 年代,侧方淋巴结清扫术后的功能障碍成为主要问题,自主神经保留与否成为制约根治性和保留功能的关键。伴随手术技术提高,保留自主神经侧方淋巴结清扫术业已成为基本治疗模式。1991 年 1 月—1998 年 12 月,日本大肠癌研究会对术前检查无侧方淋巴结转移直肠癌患者的侧方淋巴结清扫术适应证的标准进行了研究,系回顾性预防性侧方淋巴结清扫术的研究。共 12 个单位参加,排除早期黏膜内癌、达到根治度 A 的直肠癌患者 2 916 例,行侧方淋巴结前扫共有 930 例,结果显示当直肠癌浸润深度超越固有肌层时,侧方淋巴结转移达 20%,清扫后骨盆复发风险降低 50%,5 年生存率提升 8%~9%,局部复发率为 10.9%。2005 年《大肠癌治疗指南》规定侧方淋巴结清扫术的适应证标准为肿瘤下缘在腹膜反折以下,浸润深度超越固有肌层。日本侧方淋巴结清扫术的手术效果受到瞩目。但因其是非随机对照研究,欧美国家仍持消极态度。

日本学者 Akiyaoshi 从全国登记病例,解析含治愈性切除的 5 789 例侧方淋巴结清扫术的生存率数据,髂内动脉淋巴结转移率为 7.1%,5 年累积生存率为 45%,髂外动脉的侧方淋巴结转移率为 4.2%,5 年累积生存率为 29%。故指出侧方淋巴结应作为区域淋巴结处理,多变量解析显示侧方淋巴结清扫术有助于改善生存率。

20 世纪 50 年代,Sauer 报告了侧方淋巴结清扫术效果研究,使得侧方淋巴结清扫术备受关注。1959 年,Stearns Jr Mw 报告骨盆内淋巴结、髂内淋巴结的清扫,指出其增加手术并发症,不改善长期生存。这个时期的临床实践结论认为骨盆淋巴结转移时已是不能获得根治的高度进展癌,实施淋巴结清扫术无意义。另外手术并发症也使之应用受到制约。欧美在此与日本的观点存在争议。对于下段直肠癌欧美医师主张术前放化疗,70 年代,美国 Dwight 等的研究显示直肠癌术前放疗具有延长患者生存时间和抑制淋巴结转移的效果。80 年代,Swedish 试验是术前放疗与单独手术的比较性研究,结果显示放疗可显著降低局部复发率。欧美同期研究(Dutch 试验)也进一步证实术前放疗可改善局部复发。美国直肠癌治疗临床指南中指出,对于侧方淋巴结无明确转移时,缺乏推荐侧方淋巴结清扫术证据,但怀疑存在侧方淋巴结转移且可切除时,应予以清扫。Georgiou 在 2009 年发表了 5 500 例(含侧方淋巴结清扫术)扩大清扫的荟萃分析,其结论否定了扩大淋巴结清扫在减少局部复发和改善生存时间上的价值。另外,在侧方淋巴结分类中,直肠中动脉及髂内动脉淋巴结作为区域淋巴结,髂外、髂总动脉淋巴结作为 M_1。欧美指南中均不推荐预防性侧方淋巴结清扫术,有转移时以术前辅助放化疗为中心的综合治疗作为标准治疗。临床分期 Ⅱ 或 Ⅲ 期的低位直肠癌中侧方淋巴结无转移时,行术前放疗或放化疗后 TME;有转移时,行术前放化疗,如能切除,行 TME+ 转移灶切除,如不能切除则化疗。总体上,欧美将侧方淋巴结转移作为全身性疾病看待,随着 TME 的普及,术前、术后放疗的应用,有效地降低了局部复发率,提高了生存率,故更注重与术前放疗并用的 TME 标准治疗。

侧方淋巴结清扫术的循证医学证据迄今只有日本的一项研究。日本 JCOG0212 试验是 2003 年 6 月—2010 年 8 月由 33 个单位参加的研究。研究共纳入 701 例临床分期为 Ⅱ 或 Ⅲ 期的直肠腹膜反折部以下癌,包括 350 例系膜切除(mesorectal excision,ME)与 351 例 ME+预防性侧方淋巴结清扫术,对其进行非劣性比较 RCT 研究,主要评价项目为 5 年无复发生存率。研究揭示了侧方淋巴结清扫术对局部复发率的效果优于术前放化疗,且能缩短治疗时间,规避放疗照射的不良影响。基于 JCOG0212 试验结果,日本大肠癌指南仍沿用 2005 年的推荐标准,即位于腹膜反折以下且浸润深度 cT_3 以上的癌,推荐侧方淋巴结清扫术。日本侧方淋巴结清扫术的基本原则如下,若癌的临床分期为 Ⅱ 或 Ⅲ 期,位置在直乙交界部(Rs)或直肠上段(Ra),术前或术中侧方淋巴结有转移,则强烈推荐 ME+LLND;若术前或术中诊断侧方淋巴结无转移,则适度推荐。癌位于直肠下段(Rb)或肛管部(P)且侧方淋巴结有转移时,若此时能切除,则行 ME+LLND;不能切除时采取化疗。近年来,随着影像诊断水平的大幅提升,对于影像上没有侧方淋巴结转移的进展期直肠癌,大多行术前放化疗而省略 LLND。JCOG0212 试验结果显示,对无侧方淋巴结转移的癌应行 ME+LLND。

(二) 环周切缘与侧方淋巴结清扫术在 TME 中的意义

在低位直肠癌外科治疗中,如何选择 TME,环周切缘(CRM)与侧方淋巴结清扫术,是当今临床面临的重要问题。TME 是 Heald 和 Enker 在 20 世纪 80 年代提倡的直肠癌手术方法,该方法强调直肠深筋膜的重要性,将其作为天然屏障,完整切除全部直肠深筋膜及包含的所有脂肪组织、结缔组织、神经、血管、淋巴结,从而降低局部复发率,延长生存时间。手术要求在骶前间隙内直视下剥离,保持直肠深筋膜的完整无破损,肿瘤远端直肠系膜应切除 5cm 以上。现今 TME 的概念是保留自主神经、直肠前壁 DVF、后壁 Waldeyer 筋膜,将侧壁(含侧韧带)和肿瘤远侧端的直肠系膜整块切除。

1986 年,Quike 提出环周切缘(CRM)的概念,直肠手术剥离面的 CRM 阴性是决定 TME 效果的关键,CRM 阴性直接影响局部复发率和长期生存率。CRM 阳性指切除后的直肠标本横断面镜下可见肿瘤组织、癌结节或被癌细胞侵袭的淋巴结与环周切缘的距离小于 1mm。JCOG0212 试验显示低位直肠癌侧方淋巴结清扫术对降低骨盆侧方区域复发有显著效果,复发病例在 LLND 组仅 4 例,在仅行全直肠系膜切除组则有 23 例复发。然而,对骨盆中心部位和吻合口部位的局部复发抑制效果不佳。此种状态时,术前治疗是必要的。直肠系膜内淋巴结转移时,侧方淋巴结具有高转移率,因此,有人将此种情况作为 LLND 的条件。直肠癌局部复发的原因主要是侧方淋巴结复发和 CRM 阳性,故针对原因的处理更切合实际。MRI 和多排螺旋计算机体层摄影(multi-detector spiral computer tomography,MDCT)等对于 CRM 阳性、检出 5mm 以上侧方淋巴结有助于治疗的选择。MRI 显示肿瘤浸润最深部位到外科剥离面不足 1mm 时,局部复发率高。主病灶控制为目的的 CRM 阴性手术或以 CRM 阴性为目的的术前治疗是必要的,以控制侧方淋巴结为目的时,应予以 LLND。癌的淋巴途径浸润倾向严重时,LLND 和术前治疗是必要的。

TME 是 Miles 手术、Bacon 手术后,首次将直肠癌手术以规定的侧面显示切除、淋巴结清扫范围的术式,是下段直肠癌不伴 LLND 的中枢侧 D3 术式。然而,10%~25% 的直肠癌存在侧方淋巴结转移,其不在 TME 的清除范围,这是造成术后复发的重要因素。直肠癌术后局部复发方式有吻合口及周围复发、前方复发、后方复发、侧方复发和会阴部复发。侧方复发约占半数,而且在 TME 联合术后放化疗的病例常见,侧方淋巴结复发是局部复发的重要原因。低位直肠癌治疗时,应依据具体情况合理选择治疗方针。

(三) 侧方淋巴结清扫术与自主神经

骨盆自主神经损伤、术后功能障碍是侧方淋巴结清扫术的主要并发症。日本 JCOG0212 试验是保留自主神经的 ME 与 ME+LLND 比较的临床试验,手术出血量分别为 337ml 和 576ml,手术时间分别为 254 分钟和 360 分钟。术后排尿功能障碍发生率分别为 58% 和 59%,但有性别差异,男性分别为 68% 和 79%。侧方淋巴结清扫术且保留自主神经有助于降低术后性功能和排尿功能障碍的发生率。但手术可影响神经血液循环,如电外科器械的热损伤等,仍有可能导致相应功能变化。

近年来,腹腔镜侧方淋巴结清扫术(laparoscopic lateral lymph node dissection,La-LLND)已经能安全有效地实施。在狭窄的骨盆腔,尽管术野展开和技术操作存在高难度,但仍能在高风险状态下安全实施。尽管微创和扩大视野能精细化手术,但仍存在术中偶发症和术后并发症。Yamaguchi 在 2017 年发表的一项回顾性研究,对 69 个中心资料的腹腔镜与开腹手术进行比较。侧方淋巴结清扫术时间分别为 461 分钟和 372 分钟,失血量分别为 193ml 和 722ml,可见腹腔镜的手术时间延长,但明显降低失血量。根据 Clavien-Dindo 外科手术并发症分级,开腹手术的 3 级以上并发症发生率为 23%,腹腔镜为 24%,这与 JCOG0212 试验结果相同。腹腔镜技术在侧方淋巴结清扫术中展现出良好前景,新器械的开发无疑将有助于手术安全和提升治疗效果。

对于进展期直肠癌,侧方淋巴结清扫术可降低局部复发率、改善生存率,但对术后生存质量具有影响,其骨盆内神经损伤会导致排尿功能和性功能障碍。小松原在 1978 年进行了保留自主神经的侧方淋巴结清扫术尝试,土屋在 1983 年进行了保留自主神经的骨盆淋巴结扩大清扫。这些手术和后来的临床实践,使保留自主神经的侧方淋巴结清扫术成为常规手术。现今,关于保留自主神经的适应证已有明确共识,即 Rb 直肠癌浸润深度在直肠肌层以下时,腹下神经/下腹下丛予以保留,行自主神经内侧的 D1 淋巴结清扫;在直肠肌层以上且无神经浸润时,应保留自主神经,若有浸润,应依据部位和程度进行神经部分切除。

早期侧方淋巴结清扫术的手术方针和根治程度是在解剖学理念指导下确立的,过大的手术侵袭、神经损毁以及排尿功能和性功能障碍等并发症,严重限制了侧方淋巴结清扫术的应用。时至今日,腹腔镜含直肠深筋膜完整切除的中枢侧 D3 淋巴结清扫与保留自主神经的侧方淋巴结清扫术结合,使手术意义最大化。

(四) 侧方淋巴结及清扫度分类

1. 侧方淋巴结清扫范围的演变 日本《大肠癌处理规约》(以下为"规约")第 1 版(1977 年),规定髂内、髂外动脉周围淋巴结分别为 Ra、Rb 直肠的第 2 站、第 3 站淋巴结,包括:直肠中动脉根部淋巴结(原 No.262,现废弃)、髂内淋巴结(原 No.272)、髂总淋巴结(No.273)、腹主动脉分叉部淋巴结(No.280)。术中判定骶正中淋巴结(No.270)、骶外侧淋巴结(No.260)转移阳性时,可将这两组淋巴结作为侧方淋巴结进行清扫。目前,腹主动脉分叉部淋巴结(No.280)、骶正中淋巴结(No.270)、骶外侧淋巴结(No.260)属于更广范围的侧方淋巴结。

2. 侧方淋巴结清扫度　第9版"规约"明确侧方区域淋巴结为 No.263D、No.263P、No.283、No.273、No.293、No.260、No.270 和 No.280 淋巴结。新增了侧方淋巴结清扫度(LD)分类,详见第一章第一节的淋巴路研究与淋巴结清扫。

3. 侧方淋巴结清扫术方式　侧方淋巴结清扫术方式有经典的开腹、腹腔镜、机器人和经肛门侧方淋巴结清扫术。经肛门侧方淋巴结清扫术是新近提出的挑战性手术。腹腔镜手术是最为常用技术。La-LLND 目前已成为主要手术方法,安全有效且侵袭度低。

二、手术适应证及禁忌证

日本《大肠癌治疗指南》(2019 年版)指出侧方淋巴结清扫术适应证为直肠肿瘤下缘位于腹膜反折以下,且超过固有肌层。

藤田认为直肠癌 Rb 的 $cT_3N_0M_0$ 治疗标准应与 CRM 一并考虑。MRI 诊断侧方淋巴结肿大(5~10mm)及以上时,无论 CRM 情况,术前均需行 RCT,联合 TME+LLND;侧方淋巴结肿大在 5mm 以内,或无侧方淋巴结肿大时,CRM<1mm 则行术前 RCT 联合 TME;CRM>1mm 则仅行 TME。

日本国立癌症研究中心引入 MRI、MDCT 等影像指标,将侧方区域内有不计大小的类圆形淋巴结或直肠系膜内有 1cm 以上的淋巴结作为侧方淋巴结清扫术的适应证。

自主神经保留的侧方淋巴结清扫术适应证包括:直肠肿瘤位于腹膜反折以下;浸润深度达固有肌层以上;自主神经无直接浸润。

对于高度淋巴结转移、cT_{4b}、CRM 阳性或不能保证安全切缘时,应进行术前放化疗。具有转化手术治疗条件时选择侧方淋巴结清扫。全身状态极差、低蛋白、贫血、恶病质以及 BMI>40kg/m^2 以上需谨慎选择 LLND。

三、术前评估与准备

术前评估包括全身评估和局部评估,其常规、必要的检查同手术。局部评估中影像学(MRI、CT、PET/CT、超声内镜等)资料解析对评价肿瘤学进展、解剖学结构特征、判定手术难易程度、预后等极为重要。

直肠癌术后局部复发方式主要是 CRM 阳性导致的癌细胞残留和侧方淋巴结复发。此时需要控制直肠癌主病灶的进展,进行促使 CRM 阴性化的术前治疗,加以有效的侧方淋巴结清扫术。

侧方淋巴结转移将影响治疗决策。侧方淋巴结在术前判定为阳性时选择 LLND,如有髂内血管浸润,则进行血管合并切除。侧方淋巴结术前判定阴性时,不能简单地放弃 LLND,而要进行侧方淋巴结转移风险度评价。直肠系膜和侧方淋巴结在 5mm 以下时,淋巴结转移概率为零,不做侧方淋巴结清扫,以避免过度治疗和不必要损伤。日本国立癌症研究中心对术前影像学检查的淋巴结大小与实际淋巴结转移的关系进行研究。结果提示:侵袭深度 cT_3,影像学测量淋巴结直径 >10mm 时,侧方淋巴结转移率为 75%,直肠系膜淋巴结转移率为 65%;影像学测量淋巴结直径在 4~9.5mm 时,侧方淋巴结转移率为 25%,直肠系膜淋巴结为 49%,影像学测量淋巴结直径 <4mm 时,侧方淋巴结转移率为 4%,直肠系膜淋巴结转移率为 11%。总体来讲,侧方淋巴结转移率为 15%,直肠系膜淋巴结转移率为 44%。因此是否发生淋巴结转移需要综合分析判定。对术前有疑虑的病例,术中的淋巴结转移诊断对决定是否清扫及其范围有意义。

另外,术前需要进行性功能和排尿功能评估,以便对比术后变化,评估方法详见第四章。术前准备同第四章。

四、手术步骤

(一) 手术的基本流程

患者体位与腹腔镜直肠低位前切除术相同,患者仰卧位,双下肢分开,头低脚高。戳卡位置为5孔法,术者位于侧方淋巴结清扫的对侧位置。

目前,临床标准的清扫范围是 LD2,本手术以此为基准,清扫 No.263P、No.263D、No.283 淋巴结(图 8-1)。

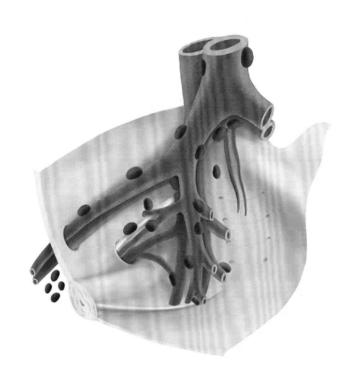

图 8-1　侧方淋巴结示意图

手术的基本流程是在直肠肿瘤原发病灶切除后,实施侧方淋巴结清扫术,目的是防止术中腹腔及血液播散,且便于侧方手术实施。

侧方淋巴结清扫术操作围绕构成清扫范围的肌肉、血管、神经、腹下神经前筋膜和膀胱腹下筋膜展开,基本程序是从骨盆壁外侧向血管密集的内侧实施。

手术入路采取腹膜内途径和腹腔外途径并用,包括腹下神经前筋膜内侧的剥离和展开,闭孔区域骨盆壁内侧、背侧面、底面游离,闭孔区域展开,髂内血管内侧-膀胱腹下筋膜外侧展开,髂内血管内侧淋巴结清扫。

(二) 手术操作步骤

1. 腹下神经前筋膜内侧的展开　从输尿管跨越髂总动脉处的内侧切入,沿着腹下神经前筋膜的内侧剥离、展开(图 8-2)。

腹下神经前筋膜位于髂内动脉内侧(图 8-3),构成侧方区域和直肠深筋膜间相互隔开的膜结构,是肾筋膜前叶的延续。解剖上在骨盆腹下神经、骨盆神经的腹侧,与神经分支成为一体,进而与 DVF 融合。此筋膜与膀胱腹下筋膜形成如同肠系膜状的解剖结构,淋巴结位于其中,要清除淋巴结,首先应进行腹下神经前筋膜剥离。从髂总水平开始,向内侧、向下方推进展开,剥离过程中可以观察到髂内动脉以及膀胱上动脉、脐动脉索、No.263 的内侧缘。

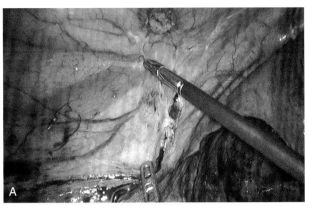
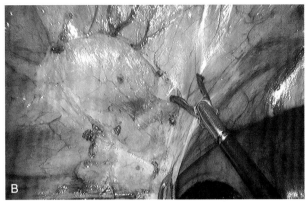

图 8-2 腹下神经前筋膜的内侧展开

A. 输尿管与髂总动脉交叉部切入;B. 剥离输尿管腹下神经前筋膜。

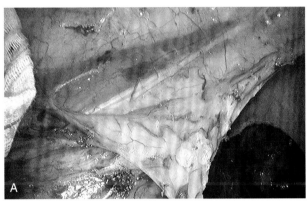
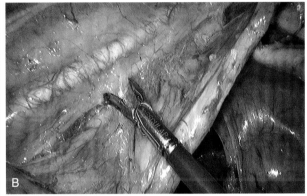

图 8-3 肾前筋膜与输尿管腹下神经前筋膜

A. 腹下神经前筋膜是肾筋膜前叶的延续;B. 输尿管腹下神经前筋膜位于髂内动脉内侧。

从腹下神经前筋膜的外侧分离,可以见到 S₄ 下端的骨盆神经和髂内血管内脏支末梢汇合成的 NVB,NVB 损伤会影响性功能和膀胱功能。继续向下剥离到输尿管、膀胱移行部位,确认膀胱下动脉起始处。女性为子宫动脉和尿管交叉点部位。

2. 腹膜外入路(侧方区域的底部游离) 骨盆内的血管和淋巴结均在腹膜外侧,充分利用腹膜外路径清扫是便利的。在膀胱外侧方(图 8-4)将腹膜切开,由膀胱前间隙(Retzius 间隙)向侧腔展开,将内侧脐动脉索向内侧中线牵拉,以耻骨、耻骨梳韧带(Cooper 韧带)、髂外静脉为界标,向骨盆壁剥离(图 8-5)。

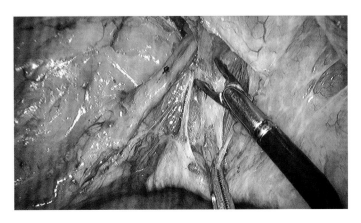

图 8-4 腹膜外入路

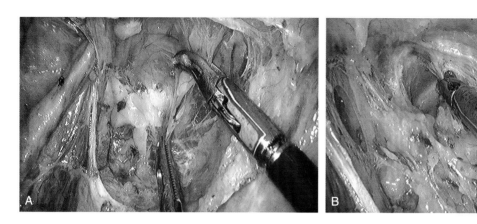

图 8-5　膀胱外侧腹壁游离
A. 以耻骨、Cooper 韧带为界标；B. 以髂外静脉为界标。

　　疏松结缔组织层的腹膜侧有覆盖膀胱的膀胱腹下筋膜,于耻骨上方钝、锐性剥离疏松结缔组织层与膀胱腹下筋膜,沿耻骨向下,由膀胱腹下筋膜背侧进入膀胱外侧,此时的界标为耻骨上支、闭孔内肌、肛提肌腱弓(图 8-6)。

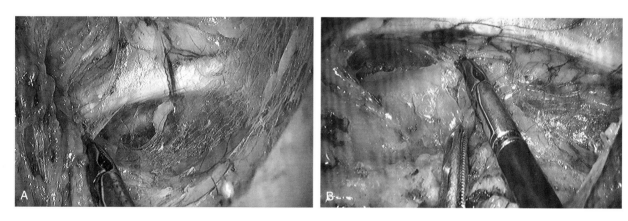

图 8-6　骨盆侧壁 耻骨上支
A. 显露耻骨上支；B. 向内、外、闭孔方向游离。

　　之后向外侧剥离,髂外静脉、闭孔及闭孔神经可显现。操作中注意不要损伤膀胱静脉丛和前列腺静脉丛(图 8-7)。

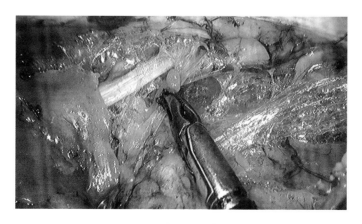

图 8-7　闭孔及闭孔神经显露

腹膜外入路的优点在于能直视肛管近旁的淋巴结转移和向外括约肌的癌细胞浸润,易于清理直肠中动脉根部淋巴结以及判定是否保留下腹下丛。

3. 闭孔区域淋巴结清扫术　延续前述的技术操作,外侧游离目标主要沿骨盆壁内侧、背侧、底部 3 个方向剥离(图 8-8)。

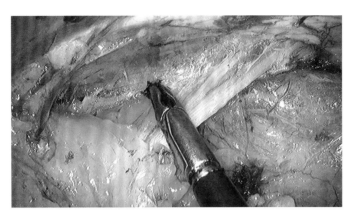

图 8-8　沿骨盆壁内侧、背侧、底部 3 个方向剥离

其后回到髂总动脉清扫 No.270 淋巴结,再过渡到髂外动脉,在其内下方剥离,髂外动脉的内后方为髂外静脉,顺着血管在周围进行清除(图 8-9),向骨盆壁内面继续游离则可显露梨状肌及臀上动脉(图 8-10),此处为闭孔区域外侧游离的界限。保持髂外动静脉、髂腰肌、肛提肌腱弓、肛提肌构成的曲面内侧剥离将与腹膜外剥离的界面相会合。

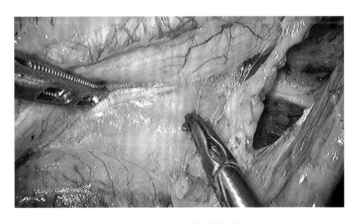

图 8-9　沿髂外静脉的剥离

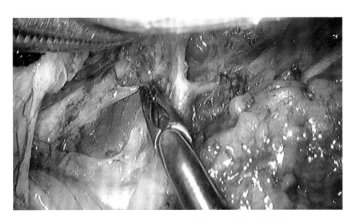

图 8-10　梨状肌和臀上动脉周围淋巴结清扫

沿着骨盆壁剥离,将髂腰肌、肛提肌露出。闭孔淋巴结(No.283)内侧界是膀胱腹下筋膜,其为肾筋膜后叶的延续,附着于肛提肌腱弓。此区域内脂肪组织所包裹的淋巴结为闭孔淋巴结(No.283)。淋巴结清扫时对闭孔神经的保护很重要,电热损伤会引起腹股沟区域和股内侧的痛觉,易导致感觉异常及股关节内旋障碍(图 8-11)。

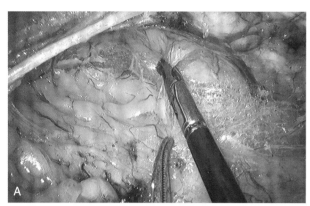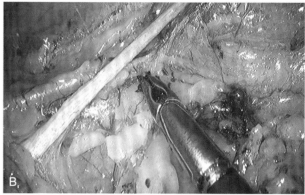

图 8-11 闭孔淋巴结清扫
A. No.283 淋巴结清扫的内侧界是膀胱腹下筋膜;B. 保护闭孔神经及闭孔动静脉。

腰内脏神经绕过 IMA,在腹主动脉前方汇合形成上腹下丛,进而在骶骨岬前方分成左右腹下神经,沿直肠深筋膜下行,在侧方形成下腹下丛。由骶孔出来的 S_2、S_3 及 S_4 汇合为骶神经丛,骶神经分支在梨状肌内侧向腹侧进入下腹下丛。下腹下丛再向直肠和直肠前侧面泌尿生殖器官发出内脏支(与髂内动脉末梢并行,形成 NVB)。L_2~L_4 神经支的闭孔神经和髂内动脉分支的闭孔动静脉在其中穿行至闭孔,闭孔区域淋巴结清扫的底面在肛提肌层面向内游离(图 8-12),NVB 浅面的游离如图 8-13。

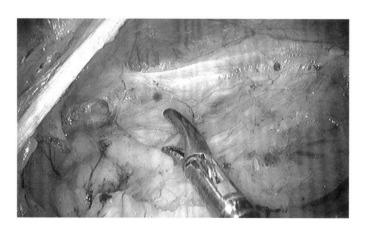

图 8-12 底面、膀胱腹下筋膜外侧面的游离

此区域清扫技术要点是将闭孔区域内脂肪组织清除,顺序为头侧—骨盆壁—肛提肌腱弓—膀胱腹下筋膜外侧面。

4. 髂内血管周围淋巴结清扫 髂内血管周围淋巴结清扫需在腹下神经前筋膜、膀胱腹下筋膜游离到位,并且闭孔淋巴结清扫后进行,这样会使此部位清得的安全彻底。

由头侧髂内外动脉分叉开始,沿髂内动脉向下方游离髂内动脉主干、膀胱上动脉分叉和膀胱下动脉,将脏侧支周围淋巴结(No.263P、No.263D)清除,血管即处于游离状态(图 8-14、图 8-15)。

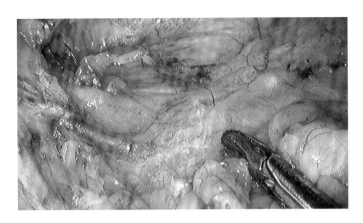

图 8-13 神经血管束浅面剥离

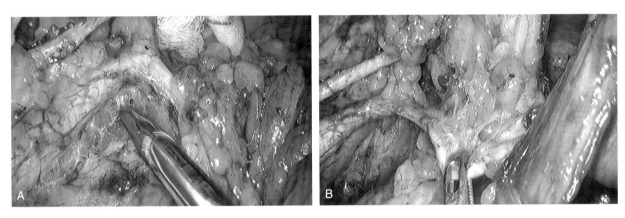

图 8-14 髂内动脉淋巴结清扫

A. 髂内动脉主干周围淋巴结清扫;B. 游离髂内动脉脏支。

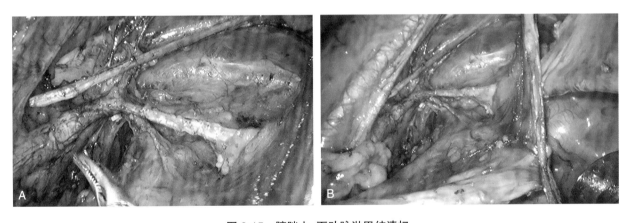

图 8-15 膀胱上、下动脉淋巴结清扫

A. 沿髂内动脉及膀胱腹下筋膜清扫 No.263P 及 No.263D 淋巴结;B. 不离断脐动脉及膀胱上、下动脉。

清扫 No.263D 与 NVB 时,要注意保护神经,在 NVB 浅面处理(图 8-16)。清除盆神经丛内脏支周围淋巴结时,要注意在无血污染状态下的剥离和清除最安全。

5. 清扫完成 完成后状态见图 8-17。

腹腔镜侧方淋巴结清扫术需在狭窄的骨盆腔内,神经、血管走行复杂的状态下实施,手术技术难度高,损伤概率大。术者充分的技术磨炼和对筋膜系统及淋巴系统的解剖学把握是至关重要的(资源 4)。

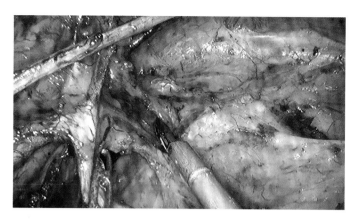

图 8-16 神经血管束的保护性淋巴结清扫

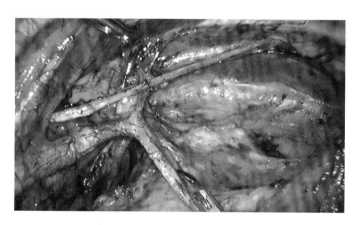

图 8-17 侧方淋巴结清扫完成

资源 4 腹腔镜侧方
淋巴结清扫术

五、关键技术解析及处理技巧

(一)侧方淋巴结清扫范围的界标

侧方淋巴结清扫术时,外科手术界标分成 4 个解剖学层面,即内侧面、外侧面、含髂内血管的面和底面。

侧方淋巴结区域内侧面主要由输尿管和包括腹下神经、盆内脏神经(S_3、S_4)、下腹下丛在内的输尿管腹下神经筋膜构成。侧方淋巴结区域外侧面由髂外血管、腰大肌、耻骨、闭孔肌、肛门提肌、尾骨肌构成。膀胱腹下筋膜如同膀胱的系膜结构,围绕髂内动脉分支的血管鞘,以脐动脉索为顶悬垂下来,由膀胱上下动静脉和膀胱侧缘相连形成。侧方淋巴结底面包括髂内血管、骶骨神经丛、梨状肌。

(二)No.263D 淋巴结清扫

No.263 是髂内动脉周围的淋巴结,以膀胱上动脉为界,中枢侧为 No.263P,末梢侧为 No.263D。清扫难点在 No.263D。Boxall 和 Nano 资料显示 84%~95% 人群的直肠中动脉与前列腺动脉共干。髂内动脉和阴部内动脉的二次分支存在于膀胱腹下筋膜内,贯通神经血管束,从 S_4 下端分布于直肠,形成直肠中动脉浅支。直肠中动脉深支从髂内动脉末梢端的阴部内动脉发出,经 NVB 到肛管上缘下行。该血管支发自膀胱下动脉的发生率较高,是形成向直肠侧方淋巴引流的主流途径。直肠中动脉在构成侧方淋巴转移通路上具有不可否认的意义,在清除 No.263D 时,这一通路的清扫要一并考虑。但对于 No.263D,在狭窄的骨盆内采取从髂内血管自上而下的传统清扫模式是极为困难的,副损伤、出血屡见不鲜。利用腹膜外途径能极大改善术野,降低操作难度,不仅易于 No.263D 清扫,也易于闭孔处闭孔神经、髂外静脉的淋巴结清扫和手术安全。

(三) 神经损伤部位及预防

直肠癌手术涉及的神经有腰内脏神经、上腹下丛、腹下神经、盆内脏神经、下腹下丛和骨盆神经脏侧支。侧方淋巴结清扫术时易损伤的神经主要是腹下神经、盆内脏神经、下腹下丛及骨盆神经内脏支,另外,闭孔神经损伤在开腹手术中多见,主要原因在于术中缺乏良好的视野、精细操作困难。而腹腔镜手术在狭窄的骨盆腔内进行,放大高清的术野能够更为清晰地展现淋巴结与神经间的游离间隙以及膜结构之间的间隙,电能量外科手术器械的规范使用也在保留组织和减轻损伤方面有独特优势。Ogura 在 2017 年报道了一组腹腔镜直肠癌 TME 与 TME+LLND 的比较资料,并没有证实侧方淋巴结清扫术会增加手术并发症,所以认真按照膜的解剖学层次进行手术才是关键。侧方淋巴结清扫术应将腹下神经前筋膜和膀胱腹下神经筋膜游离清楚后,在两者之间以髂内动脉为核心剥离,即可在不损伤闭孔神经的同时,保护腹下神经。在处理 No.263D 和 DVF 外侧部时,应格外注意 NVB。损伤 NVB 后常常带来排尿功能和性功能障碍。闭孔神经损伤概率较小,多为闭孔区域淋巴结清扫时没有辨别清晰膀胱腹下筋膜,而在脂肪组织内剥离所造成误伤,损伤后会带来内旋肌功能障碍。

(四) 术中出血的防治策略

侧方淋巴结清扫术主要是利用电外科手术器械,在熟知的筋膜结构内进行的锐性剥离切除技术。术中的偶发症主要为静脉出血,常见出血部位是髂内静脉分支。侧方淋巴结清扫术的操作基本上是膜的解剖结构剥离,出血概率低,但将淋巴组织、脂肪组织由髂内血管剥离时的损伤出血概率较高。因此,术前通过 3D-CTA 了解骨盆内血管的分支、走行是必要的。应特别注意侧方淋巴结转移的位置及其与周边静脉的关系。术中保持在正确层面进行无血剥离,要格外仔细确认静脉分支,防范意外出血。若未确认静脉走行就贸然切开或牵拉,可导致出血,会使术野污染、止血困难。尤其在处理膀胱上静脉根部时要格外细心,需沿着髂内动脉两侧剥离,确认脐动脉后可以观察到膀胱上动静脉。出血的初期处理非常关键,应维持术野,压迫出血部位,吸净周边血液,确定出血点后止血。止血方法可以采用凝固止血,但更安全可靠的是夹闭或缝合止血。

六、术后并发症及防治

术后并发症包括 SSI、排尿障碍、麻痹性肠梗阻、尿路感染、术后出血、输尿管损伤、尿道损伤等。性功能障碍和排尿功能障碍也是 LLND 术后最常见的并发症,即便在保留自主神经的侧方淋巴结清扫中也有较高的发生率。日本 JCOG0212 试验的系膜切除组中,排尿障碍的发生率为 3%,性功能障碍的发生率为 68%;而直肠系膜全切除术伴有侧方淋巴结清扫组中,排尿障碍的发生率为 5%。性功能障碍的发生率为 79%。

LLND 中不同部位的神经损伤将产生相应的功能障碍。上腹下丛主要参与射精作用。中枢段淋巴结清扫术在腰内脏神经、上腹下丛浅面进行,上腹下丛极易被电能量外科器械灼伤,损伤后会出现射精障碍。下腹下丛、盆内脏神经损伤直接影响排尿和勃起功能。NVB 与 DVF、精囊、阴道壁之间的下腹下丛发出的内脏神经以及膀胱下动脉分支的前列腺背膜动脉相伴行,DVF 剥离时,过度牵引常损伤 NVB。No.263D 淋巴结清扫时也容易损伤 NVB,导致勃起障碍和排尿功能障碍。

排尿功能障碍的评价常使用尿流测定和尿流动力学检查。治疗主要用间歇性清洁导尿(clean

intermittent catheterization,CIC）和药物疗法。性功能障碍评价中,男性以勃起和射精为评价项目,女性涉及到身体本身和心理等因素,主要评价方法有生活质量量表、QLQ-CR38、女性性功能指数量表、心理幸福感相关量表(简明症状量表、抑郁/焦虑分量表、生活事件冲击量表、自我形象影响量表)。治疗以精神药物疗法为主。

参 考 文 献

［1］Enker W E,Laffer UT,Block G E. Enhanced survival of patients with colon and rectal cancer is based upon wide anatomic resection［J］. Ann Surg,1977,190（3）:350-360.

［2］久留勝. 直腸癌［J］.日外会誌,1940,41:832-877.

［3］HOJO K,KOYAMA.The effectives of wide anatomical resection and radical lymphadenectomy for patients with rectal cancer［J］. Jpn J Surg,1982,12（2）:111-116.

［4］SUGIHARA K,KOBAYASHI H,KATO T,et al.Indication and benefit of pelvic sidewall dissection for rectal cancer［J］. Dis Colon Rectum,2006,49（11）:1663-1672.

［5］YAMAUCHI T,KONISHI T,KINUGASA Y,et al.Laparoscopic versus open lateral lymph node dissection for local advanced low rectal cancer:A subgroup analysis of a large multicenter cohort study in Japan［J］. Dis Colon Rectum,2017,60（9）:954-964.

［6］NELSON H,PETRELLI N,CARLIN A,et al. Guidelines 2000 for colon and rectal cancer surgery［J］. J Natl Cancer Inst,2001,93（8）:583-596.

［7］GEORGIOU P,TAN E,GOUVAS N,et al. Extended lymphadenectomy versus conventional surgery for rectal cancer:a meta-analysis［J］. Lancet Oncol,2009,10（11）:1053-1062.

［8］GLIMELIUS B,PAHLMANA L,CERVANTES A,et al. Rectal cancer:ESMO clinical practice guidelines for diagnosis, treatment and follow-up［J］. Ann Oncol,2010,21（suppl 5）:82-86.

［9］SCHMOLL H J,VAN CUTSEM E,CERVANES A,et al. ESMO consensus guidlines for management of patient with colon and rectal cancer:a personalized approach to clinical decision making［J］. Ann Oncol,2012,23（10）:2479-2516.

［10］FUJITA S,AKASU T MIZUSAWA J,et al. Postoperative morbidity and mortality after mesorectal excision with and without lateral lymph node dissection for clinical stage Ⅱ or stage Ⅲ lower rectal cancer（JCOG0212）:results from a multicentre, randomized controlled,non-inferiority trial［J］. Lancet Oncol,2012,13（6）:616-621.

［11］ITO M,KOBAYASHI A,FUJITA S,et al. Urinary dysfunction after rectal cancer surgery:Results from a randomized trial comparing mesorectal excision with and without lateral lymph node dissection for clinical stage Ⅱ or stage Ⅲ lower rectal cancer（Japan Clinical Oncology Group Study,JCOG0212）［J］. Eur J Surg Oncol,2018,44（4）:463-468.

［12］SAITO S,FUJITA S,MIZUSAWA J,et al. Male sexual dysfunction after rectal cancer surgery:Results from a randomized trial comparing mesorectal exciseon with and without lateral lymph node dissection for patients with lower rectal cancer:Japan Clinical Oncology Group Study JCOG0212［J］. Eur J Surg Oncol,2016,42（12）:1851-1858.

［13］KIM T H,JEONG S Y,CHOI D H,et al. Lateral lymph node metastasis is a major cause of locoregional recurrence in rectal cancer treated with preoperative chemoradiotherapy and curative resection［J］. Ann Surg Oncol,2008,15（3）:729-737.

［14］KIM M J,KIM T H,KIM D Y,et al. Can chemoradiation allow for omission of lateral pelvic node dissection for local advanced rectal cancer?［J］.J Surg Oncol,2015,111（4）:459-464.

［15］藤田 伸 固武健二朗. 直腸側方リンパ節、側方廓清［J］.外科,2013,75（13）:1438-1442.

［16］AIBA,T UEHARA,K.MUKAI T,et al. Transanal extended rectal surgery with lateral pelvic lymph node dissection［J］. Tech Coloproctol,2018,22:893-894.

［17］藤田伸. 側方廓清 の立場 から［J］.消外,2017,40（13）:1833-1836.

［18］佐々木 剛志,伊藤雅昭.国立がん研究 センター東病院大腸外科—当院における cT 3進行下部直腸癌に対する 治療戦略—［J］.消外,2019,42（8）:1195-1200.

［19］SAITO S,FUJITA S,MIZUSAWA J,et al. Male sexual dysfunction after rectal cancer surgery；results of a randomized trial comparing mesorectal excision with and without lateral lymph node dissection for patients with lower cancer；Japan Clinical Oncology Group Study JCOG0212［J］.Eur J Surg Oncol,2016,42（12）:1851-1858.

［20］OGURA A,AKIYOSHI T,NAGASAKI T,et al. Feasibility of laparoscopic total mesorectal excision with extended lateral pelvic lymph node dissection for advanced lower rectal cancer after preoperative chemoradiotherapy［J］. World J Surg,2017,41（3）: 868-875.

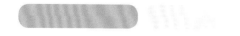

｜第九章｜

腹腔镜经会阴腹腔直肠切除术

一、概况

(一) 背景、现状

经会阴直肠切除是治疗直肠癌最早的手术方式，Vernenil 和 Kocher 在 1875 年进行了切除尾骨后的经骶尾直肠切除，Cripps 在 1876 年进行了经肛门括约肌的手术。但这些术式局部复发率高、根治性差，这使得淋巴结清扫和会阴部广范围切除成为了关注焦点。1884 年，Czerny 经腹、会阴入路方式治疗直肠癌。1895 年，Gerota 提出沿直肠上动脉的痔上淋巴管、沿直肠中动脉的痔中淋巴管和腹股沟淋巴结的痔下淋巴管的途径，该项研究为直肠癌外科治疗提供了重要的理论基础。1908 年，Miles 进一步明确了直肠癌向下方、侧方及上方的淋巴流向转移路径。在腹会阴联合直肠癌切除术中导入了淋巴结清扫的理念，从而极大提升了直肠癌患者的长期生存率。

经骶尾、腹腔直肠切除术最初是由德国学派的 Lage 和 Bauer 开发的手术术式，是折刀体位下经骶尾、腹腔的直肠切除术，可在直视下进行精细解剖，安全且具有良好效果。Bebenek 报道显示此模式手术具有良好的术野及低复发率，折刀位手术的局部复发率为 5%，截石位为 23%。日本一部分医院已将此手术作为标准手术用于治疗低位直肠癌。日本 2008 年的折刀位手术与 Miles 手术治疗效果的比较性临床研究显示，在 70 例 Miles 手术和 64 例折刀位手术中，Miles 组的手术时间为（365.6±10.5）分钟，折刀位为（315.1±8.6）分钟。Miles 组的手术出血量为（1 338.0±164.1）ml，折刀位为（790.9±69.4）ml。可见折刀位手术尽管术中存在体位变换，但手术安全性增加，出血量减少，手术时间缩短。

会阴部的处理对于复发和预后的影响一直受到关注。2007 年，Holm 报道了折刀位经腹、经骶尾的直肠癌柱状切除加盆底臀大肌皮瓣重建术式。West 等报道的 ELAPE 进一步提高了治疗效果。2009 年，欧洲 Bebenek 的 210 例低位直肠癌的研究资料显示，伤口感染率仅为 4.4%，2 年、5 年生存率分别为 73.2%、68.3%，可见折刀位骶尾骨部分切除及直肠切除术的局部复发率低且长期生存效果良好。

日本大肠癌研究会的全国登录资料显示，直肠癌（Ra、Rb）术后的 5 年生存率如下。0 期：92.9%，Ⅰ期：89.3%，Ⅱ期：76.0%，Ⅲa 期：64.7%，Ⅲb 期：47.1%，Ⅳ期：11.1%。其比结肠癌预后差的原因主要在于局部复发多。中、高位直肠癌的切除范围及预后与肛侧肠管和系膜的浸润范围密切相关，Heald 倡导的 TME 具有良好的局部控制效果。但低位直肠癌，尤其是邻近肛门的直肠癌具有独特的增殖发育、浸润转移规律，直肠系膜内部的传播转移并非唯一途径。直肠系膜外的淋巴途径、周围组织间隙传播是影响局部复发、长期生存的重要因素。邻近肛门的低位直肠癌多是凹陷型，组织发生学上为 de novo 途径（拉丁语 重新、开始之意，是指癌发育过程中不经过腺瘤等癌前病变的过程，而是直接由正常黏膜演变而来）、以垂直型发育的癌为主，且有横向浸润进展为特征的癌肿。因此，TME 不能满足低位直肠癌的治疗，应以肛门、盆底结构为中心，切除横向浸润的盆腔、肛周组织和结构。强化局部控制对治疗效果具有重要意义。

中低位直肠癌以在肠管壁内进展和直肠系膜内进展为主,由于 Miles 手术在肛门侧充分的切除范围,真正做到了全直肠系膜切除,极大提高了手术根治程度。以肛门部括约肌区域为中心的低位直肠癌,具有对周围解剖结构、间隙和神经系统浸润的特点。Miles 手术虽在理论上能满足根治切除的需要,但因直肠解剖学部位的特殊性操作难以实现,在非直视下对狭小骨盆、男性、肥胖者利用手部挤压施以的钝性剥离,不仅仅在技术上难以完成理论要求,还是医源性转移因素和术后会阴部高复发率的主要原因。折刀位会阴部手术可在直视下进行非接触性的大范围整块彻底切除,成为良好的质量控制措施,且在理论上和实践中都能得以充分满足。Tayyab 认为,经腹会阴直肠切除术的会阴区操作时,体位是局部复发的重要风险因子,改善局部复发要做到解剖结构和平面更好地可视化,去除包括淋巴管的额外组织。多变量分析中折刀位和环周切缘阳性是局部复发的独立预后因素。近年来,Holm 的柱状切除、Bebenek 的腹骶直肠癌切除术(abdominosacral amputation of the rectum,ASAR)、欧洲的 ELAPE 都是围绕这一主题和争论开展的挑战性工作。无论是何种治疗,都应遵循癌症手术的基本原则,即充分把握癌的进展、浸润程度,开展合理的治疗和手术。我们的经会阴手术将治疗重点放在肛管及周围组织解剖结构的处理上,是符合低位直肠癌浸润进展规律的处理方法,与 APR 以直肠系膜为中心的处理不同。

经会阴手术先行的合理性也是临床关注的问题之一,折刀位经会阴手术是以会阴部手术操作优先,后转换体位的腹部手术。折刀位手术中在坐骨肛门窝将直肠下动脉在根部结扎,切断肛提肌后离断直肠中动脉,使侧方、下方的淋巴引流途径从中枢侧阻断。与此同时,开放直肠后间隙以及直肠与阴道、前列腺间隙,在非接触的状态下完成整块切除,避免医源性转移,注意操作要符合肿瘤学的技术要求。会阴部的游离高度达骶骨岬,腹膜反折部以及两侧腹膜可以同时开放,有利于简化腹腔手术的操作程序。作者进行的折刀位手术与经典 Miles 手术的比较研究证实,折刀位手术局部复发率和长期生存率均优于 Miles 手术。

(二)腹腔镜经会阴入路

TpTME 是 21 世纪腹腔镜手术普及后,新近开展的经会阴腹腔镜直肠肛门全切除术。

20 世纪以来,腹腔镜手术已经成为结直肠癌手术的主要术式。直肠肛门全切除手术方式在传统技术基础上做了极大改进,引进了腹腔镜技术。中枢侧淋巴结清扫,IMA、LCA 的处理等主要由腹腔镜完成,经会阴 TME 采取折刀体位,减少了手术创伤和腹壁切口,使手术更加精细,减少了手术并发症,缩短了手术时间及平均住院时间,且其 5 年生存率与开腹手术相同。

21 世纪以来,低位直肠癌的经肛门或会阴低侵袭手术成为趋势,2011 年 Tuech 报道经会阴腹腔镜直肠系膜全切除术。之后,腹腔镜 TpTME 在欧美、日本都有相应报道。经会阴的入路方式克服了 Miles 手术两切口及骨盆腔和会阴部视野狭小、解剖不充分的问题,具有微创、美容、精细解剖、损伤轻、肿瘤切除彻底,可保留神经等特点,能在视野充分的状态下完成手术。手术根治程度与经典 ELAPE 效果相同。该手术与 taTME 有异曲同工之处,手术的解剖学认知、手术理念与 TME 技术存在诸多相同,TpTME 的技术要点是经会阴、肛提肌外入路,剥离切断会阴体、直肠尾骨韧带、肛提肌后,进入骨盆腔,在解剖间隙中剥离进行 TME,最终完成直肠肛管切除及直视下的 TME,根据需要选择侧方淋巴结清扫。TpTME 继承了 Miles、ELAPE 的技术精髓和要义,保证了 CRM、TME 质量,同时发挥了腹腔镜技术微创、精细、精准的手术优势,在未来会具有广泛的应用前景。

二、手术适应证及禁忌证

TpTME 的适应证主要是侵犯外括约肌或肛提肌的进展期低位直肠癌;ISR、ESR 等手术适应证之外的进展期低位直肠癌;肛门功能低下;有皮肤浸润;有精神症状的直肠癌患者。

禁忌证为全身转移(血性转移、腹膜转移),局部广范围浸润、无法完成治愈性切除的直肠癌。全身状态(严重心、肺功能不全,肝衰竭,肾衰竭等)不具备手术条件者也不能进行 TpTME。

三、术前评估与准备

(一) 术前评估

1. 术前 MRI　MRI 检查有助于确定肿瘤部位、浸润程度、CRM 状况、是否有淋巴结转移,从而判定 TpTME 手术切除范围和淋巴结清扫范围。MRI 检查还有助于对骨盆、内脏解剖结构的考察,提供手术所涉及的包括肛门及周围皮肤、皮下组织、坐骨肛门窝脂肪组织,尾骨肛提肌、直肠尾骨韧带、直肠及系膜等组织结构在内的影像学信息。有助于外科医生把握手术难点并能精确预测创伤程度。总之,MRI 检查对手术安全有重要指导作用。MRI 可清晰显示出肿瘤位置和骨盆结构(图 9-1)。

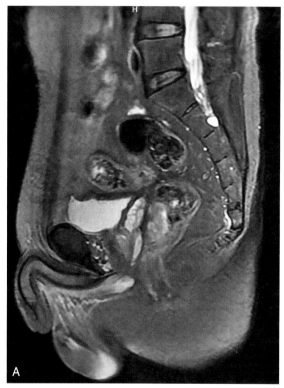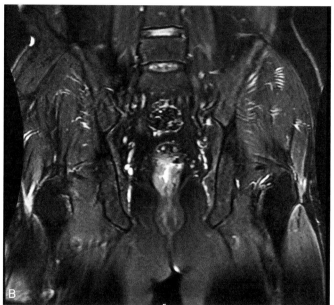

图 9-1　MRI 骨盆筋膜解剖结构
A. 矢状位;B. 冠状位。

　　MRI 可进行多轴向扫描及多平面重建技术,提供直观、立体图像,清晰显示肛管部位的解剖结构、肿瘤向周围组织的浸润程度,特别是泌尿生殖器官的浸润和 CRM 情况。T_2 加权像增强影像中,直肠系膜为高信号,直肠癌为低信号。MRI 对直肠癌周围组织浸润程度和 CRM 评价优于 CT。低位直肠癌如齿状线上方的直肠癌可直接浸润直肠尿道肌、直肠尾骨韧带;可浸润至纵行肌,癌可沿纵行肌与肛提肌间的缝隙转移;通过直肠中动脉淋巴引流途径向侧方淋巴结转移。这些部位的彻底切除与局部复发有密切关系,这是 CRM 阳性的解剖学基础,也称为 "Morson 腰"(外科腰)。术中应精细解剖,扩大切除,保证 CRM 阴性,以降低局部复发率。在这些解剖结构复杂的部位进行 MRI,能消除来自 CRM 的隐患。

　　MRI 的 T_2 加权像、弥散加权成像(diffusion weighted imaging,DWI)能高敏感度地检测出淋巴结转移。被癌细胞侵袭的淋巴结表现为大于 5mm、淋巴结边缘形态轮廓不规则、内部信号不均一等特点。淋巴结评价中,最为重要是骨盆内淋巴结(No.251)和侧方淋巴结,如有转移应附加侧方淋巴结清扫。

　　MRI 对 T_3 期、T_4 期的精确判定直接影响手术方针,T_3 期可以考虑内括约肌切除,而 T_4 期应选择 TpTME。另外,术者可以据此准确分期,合理选择治疗模式,判定患者的预后。

2. 其他术前检查 除了常规的结肠镜、钡灌肠造影检查、CT,尤其是 3D-CTA 血管重建,对腹腔镜淋巴结清扫、血管确认和结肠切除部位确定有帮助。

3. 膀胱功能和性功能评估 术前的功能评价对术后出现功能障碍判定具有意义,尤其是术中判断需要合并切除自主神经或自主神经损伤时。

(二) 术前准备

1. 术前沟通 该手术不同于保留肛门的直肠手术,手术破坏性强且需要结肠造口。术前与患者及家属的沟通对保证患者顺利康复非常重要。术前应就疾病诊断、手术方案、各种并发症、术后相关治疗、生活质量的影响及医疗费用等与家属沟通。做好患者思想工作,阐明结肠造口的必要性及安全性以及管理方法,取得患者信任和主动配合。

2. 结肠造口的位置 术前与患者合作,共同设计好结肠造口的位置,并且做好标记。不主张在手术室内临时确定结肠造口位置或术中决定,具体位置选择要尊重患者意愿。本术式术前造口位置应根据每位患者情况(如肥胖、瘦弱、是否使用轮椅、造口结肠部位等)确定。观察立位、卧位时腹部情况。尤其是观察坐位时的造口最佳部位,模拟使用人工肛门安置后的状况。造口通常位于左侧腹、脐下水平,经腹直肌并选择腹壁平坦部位,避开皱褶、瘢痕处以及放疗照射区域、腰带使用部位。另外,应选择患者易于自己清洁、处理的部位。选择结肠为乙状结肠。

3. 阴道准备 女性患者应做常规妇科检查。若肿瘤侵犯阴道,需要合并阴道壁切除。术前两天常规 1:1 000 氯己定溶液冲洗阴道,术前常规碘附消毒。

4. 肿瘤较大、合并泌尿系统症状者 术前常规膀胱镜检查或静脉肾盂造影,对于输尿管受侵患者,术前常规逆行性插管导引。

5. 肠道准备 参照 ERAS 原则进行肠道常规准备。

四、手术步骤

(一) 麻醉、手术体位、布局

手术采取气管插管静脉复合麻醉,联合硬膜外置管连续麻醉法。

患者取平卧位,臀下放置 10cm 厚的横垫。双下肢置于托腿架上,并且安置间断充气正压按摩装置。双肩及右侧髂骨安放固定架。手术开始后采取头低位或右侧卧位。

镜孔置于脐旁(右侧),开放法,纵切口,长度 12mm。置入后在直视下安置穿刺器。术者、扶镜手位于患者右侧,一助位于患者左侧。器械护士位于患者右侧或足侧。主监视屏位于患者左足侧。超声刀、电能量外科设备、吸引器放置于患者右侧,各种连接导管、导线集束管理,防止影响手术操作。

(二) 腹腔镜腹部手术步骤

1. 手术视野展开 患者取头低位或右侧卧位,利用重力原理,将小肠排列于右中上腹部,按空肠、回肠的顺序排布于右中上腹腔,将左结肠系膜、乙状结肠、直肠系膜完全展开。如患者为女性,用腹壁外固定法或子宫角腹腔内悬吊固定法进行子宫悬吊。

2. 系膜剥离 采取外侧入路。在乙状结肠系膜外侧与左侧髂腹壁交汇、反折处将腹膜切开,沿肾前筋膜浅面行锐性剥离,筋膜下方是生殖血管与左侧输尿管,此层为无血管区。游离范围上方为降结肠脾曲,内侧达 IMA 根部左侧缘、直肠系膜中下段系膜部位,将乙状结肠系膜、降结肠系膜从后腹壁松解分离。上述操作使直肠后间隙左侧开放,乙状结肠系膜为游离状态(图 9-2)。

上述操作结束后改为内侧入路。助手展开乙状结肠系膜、直肠上段系膜,使其中血管呈立位状态,此时手术视野界标:①骶骨岬突出部分;②乙状结肠、直肠系膜与盆腹膜交界的浅间沟;③透见 IMA 走行部位。

以 IMA 根部腹膜为起点,至直肠系膜右侧缘的腹膜反折点,在直肠深筋膜与肾前筋膜之间的疏松结缔组织间隙进行内侧入路剥离,使降乙交界部位与外侧入路层面沟通(图 9-3)。

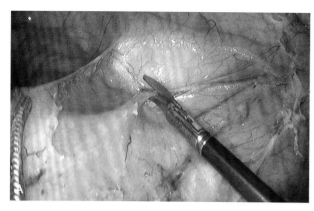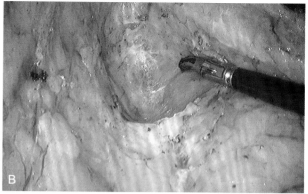

图 9-2　乙状结肠侧方游离

A. 沿着肾前筋膜浅面锐性剥离;B. 腹下神经前筋膜浅层筋膜游离。

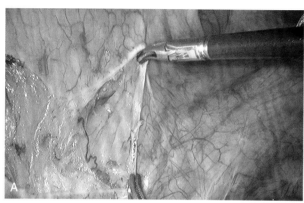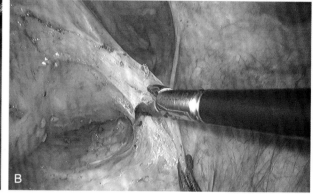

图 9-3　内侧入路

A. 打开乙状结肠、直肠系膜与盆腹膜交界浅间沟;B. 直肠深筋膜与肾前筋膜之间疏松结缔组织间隙进行剥离。

直肠深筋膜剥离的头侧至 IMA 根部后再向尾侧推进,将直肠固有系膜在骶骨岬部位从腹下神经前筋膜剥离至直肠后间隙(图 9-4)。

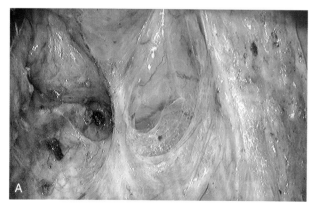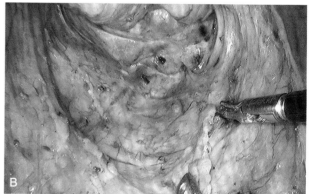

图 9-4　直肠后间隙剥离

A. 腹下神经前筋膜浅层筋膜游离直肠后间隙;B. 保护左右腹下神经。

3. 中枢侧淋巴结清扫　在 IMA 上方,将浆膜切开至 IMV 与 LCA 交界部。在 IMA 前方的神经浅层,循序渐进地清除淋巴结,将乙状结肠系膜根部淋巴结全部清除(No.253)。在 IMA 分出 LCA 后的远端结扎离断,保留 LCA(图 9-5)。

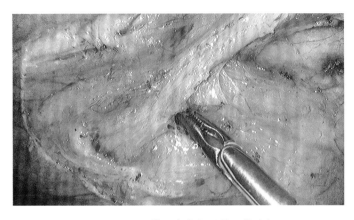

图 9-5 肠系膜下动脉周围淋巴结清扫

4. 直肠系膜游离

（1）直肠系膜后方的剥离：直肠系膜后方的剥离主要是开放直肠后间隙，在肾前筋膜前面、直肠深筋膜后方，在剥离预定的间隙切开，向前推进。直肠深筋膜在 S_4 部位形成反折与肾前筋膜融合。切开后进入骶前间隙（图 9-6）。

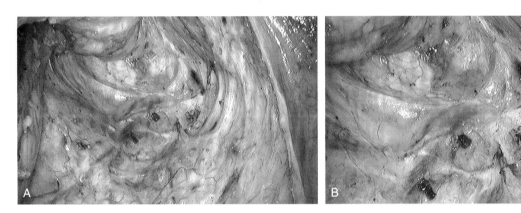

图 9-6 骶前间隙的剥离

A. 离断骶骨直肠韧带后进入骶前间隙；B. 沿骶前间隙可游离至肛提肌。

继续沿直肠深筋膜游离达盆底，耻骨直肠肌的肌纤维露出后，能够确认将直肠卷入的耻骨直肠肌上缘和肛提肌表面覆盖的筋膜（图 9-7）。

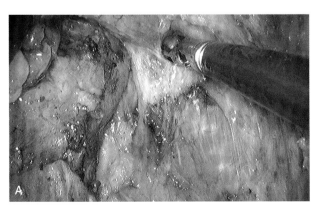
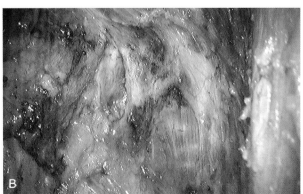

图 9-7 骨盆底部（肛提肌）剥离

A. 沿肛提肌上筋膜游离至肛管入口；B. 肛提肌上筋膜。

（2）直肠的侧方处理：侧方韧带游离时需要处理下腹下丛发出的内脏神经和直肠中动脉（图9-8）。

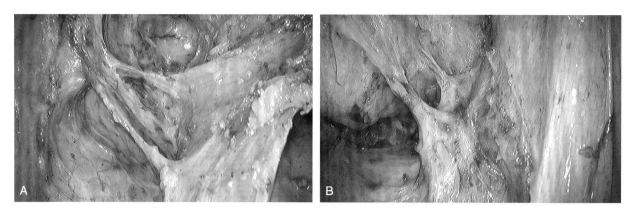

图 9-8　侧方韧带
A.左右侧下腹下丛直肠支；B.右侧下腹下丛直肠支。

（3）直肠前方剥离：切开腹膜反折线，两侧及后方已处理完毕，前方游离只需沿正确层次推进，沿着DVF前叶或后叶剥离至精囊、前列腺（图9-9）。

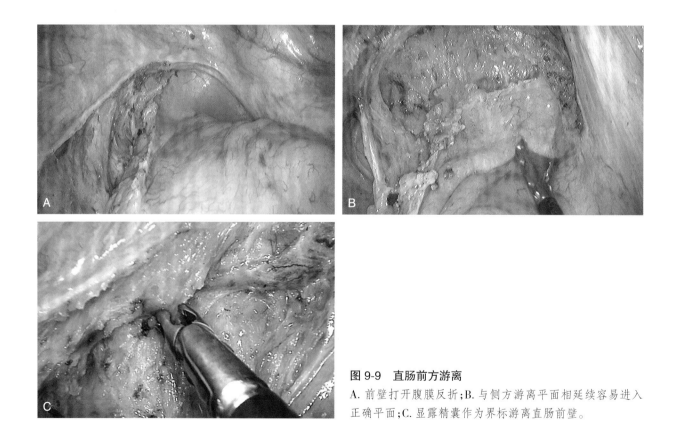

图 9-9　直肠前方游离
A.前壁打开腹膜反折；B.与侧方游离平面相延续容易进入正确平面；C.显露精囊作为界标游离直肠前壁。

沿着精囊（宫颈）浅面为界标向下方、侧方剥离至前列腺，此处处理关键是保护NVB，NVB与DVF相连，处理这些神经纤维应尽可能靠近直肠，避免损伤小血管导致出血，且直肠中动脉多数由此进入直肠，故需精细离断（图9-10）。

至此，作为腹会阴联合脏器切除的腹腔侧剥离范围充足，可以过渡到会阴组的操作程序。

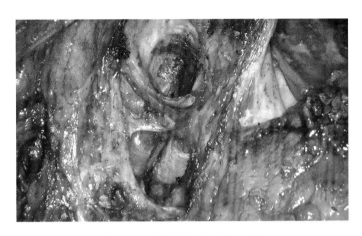

图 9-10 下腹下丛和直肠中动脉

5. 近端结肠的处理和造口 经腹腔镜完成结肠处理,距离肿瘤 10cm 处离断肠系膜,游离用于肠造口的肠管,确保血运状态良好(图 9-11)。于左侧下腹人工肛门的体表位置做小切口,由小切口将近端肠管拉至腹壁切口外,进行人工肛门造设。切除标本可由会阴切口取出。

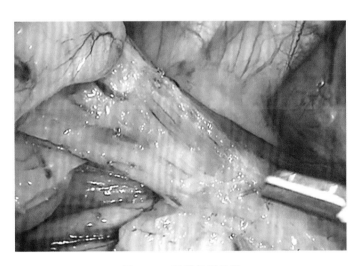

图 9-11 近端结肠处理

在预先确定的造口部位,将皮肤圆形切开至腹直肌前鞘后切除该皮肤,前鞘十字切开后分开腹直肌到腹直肌后鞘,切开后鞘和腹膜。把计划造口的近端肠管、腹直肌后鞘、前鞘逐层与结肠的浆肌层缝合固定,结肠保留 3cm 长度,切除多余部分,然后全层间断缝合皮肤、肠管的浆肌层和肠管切缘。缝合结束后肠管高出皮肤 1cm 左右(图 9-12)。

人工肛门完成后再度进行腹腔镜腹腔检查,调整体位为平卧位,整理小肠位置,将大网膜覆盖于表面。镜视下拔除穿刺器,确认无出血后关闭创口,结束腹部手术。

(三)会阴部手术步骤

TpTME 有腹腔镜 TpTME 和折刀位直视下 TpTME。手术范围如图 9-13 所示。先行或后行经会阴手术可以据病情决定。

1. 腹腔镜 TpTME

(1)手术设备及布局:腹腔镜选用 10mm 的 0°或 30°镜。单孔装置为 GelPOINT。充气装置为 CO_2 循环充气系统;气压为 8~10mmHg(1mmHg=0.133kPa)。电能量设备为超声波凝固切开装置或电刀、双极电

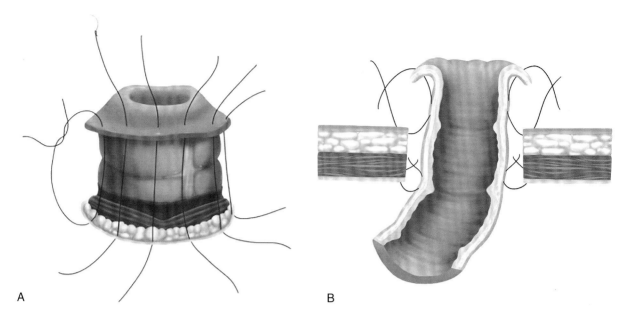

图 9-12 结肠造口

A. 皮肤、肠管的浆肌层、肠管的切缘的全层间断缝合；B. 近端肠管、腹直肌后鞘、前鞘逐层与结肠的浆肌层缝合固定。

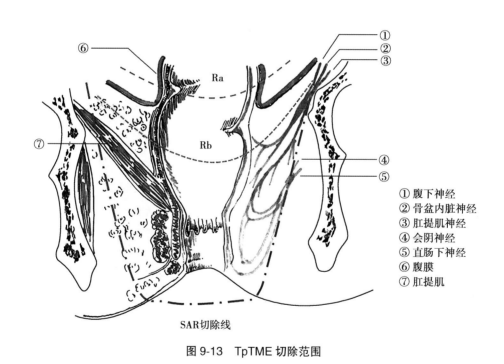

① 腹下神经
② 骨盆内脏神经
③ 肛提肌神经
④ 会阴神经
⑤ 直肠下神经
⑥ 腹膜
⑦ 肛提肌

图 9-13 TpTME 切除范围

凝器。手术人员布局见图 9-14,术者位于患者两腿之间,于右侧站立,镜手于左侧站立。监视器位于患者的头侧。患者采取截石位,双下肢抬高 30°~45°。

（2）会阴部 GelPOINT 的安装:采用碘附对会阴部消毒,包括直肠、阴道内以及会阴肛门部。铺放无菌巾单。标示肛周皮肤切除线,缝合关闭肛门口。手术沿会阴部标示线,以肛门为中心,全周切开皮肤、皮下组织。缝合切开皮肤包埋肛门口,以防止污染。沿臀大肌切割,将坐骨肛门窝内脂肪组织向肛管侧剥离,结扎其间阴部内动脉发出的直肠下动脉。离断肛门尾骨韧带,显露尾骨侧。肛管前方露出到会阴浅横肌。结束上述处理后,安装 GelPOINT 装置(图 9-15),进行腹腔镜 TpTME,按照计划进行自下而上的 TME。

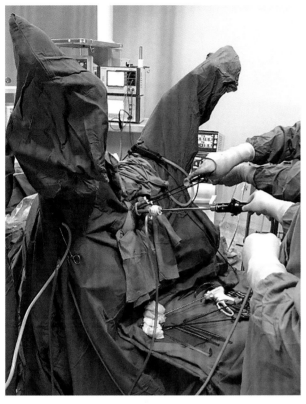

图 9-14　术者、镜手站位

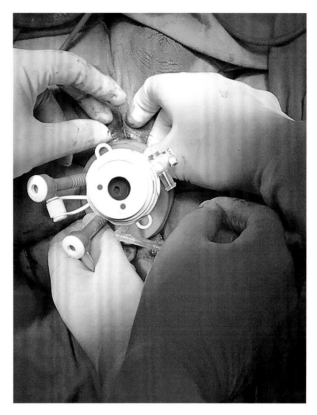

图 9-15　安置 GelPOINT 装置

（3）会阴部腹腔镜手术步骤：腹腔镜 TpTME 主要围绕肛门直肠展开手术，其后过渡到 TME。主要操作环节如下。

1）肛提肌的显露：GelPOINT 装置前的术野，剥离右侧臀大肌内侧缘、坐骨肛门窝内的脂肪组织，显露出肛提肌及其附着部位（图 9-16）。在坐骨结节内侧，沿闭孔内肌剥离，逐支结扎离断阴部内动脉向肛管的分支血管以及直肠下动脉的 1~2 分支。于肛管前方将会阴浅横肌与外括约肌分离，后方剥离至尾骨尖端。

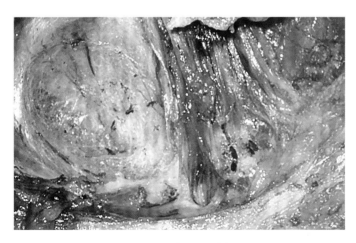

图 9-16　肛提肌附着部位

2）直肠尾骨韧带的离断：随着肛提肌向肛管后方拓展，能够确认尾骨尖端部位。在其前方肛提肌附着的肛门尾骨缝线处，离断直肠尾骨韧带，进入骶前间隙。即直肠深筋膜与骨盆底肛提肌浅面的壁侧骨盆筋膜间的疏松结缔组织间隙。向两侧拓展扩大剥离范围（图 9-17）。

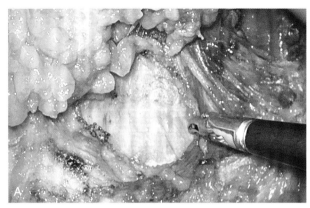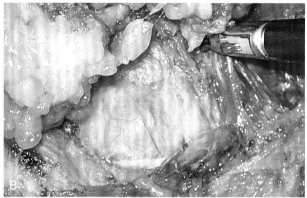

图 9-17 切断直肠尾骨韧带

A.游离 4 点、8 点肛提肌后显露后壁的直肠尾骨韧带;B.锐性离断直肠尾骨韧带。

离断肛提肌近骨盆壁部位的数支肌束,切开深部的盆底筋膜,进入直肠侧腔,直视下扩大肛提肌离断范围(图 9-18)。

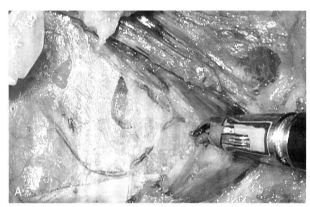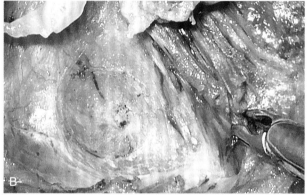

图 9-18 离断肛提肌

A.沿骶前间隙离断肛提肌;B.由后壁向两侧扩大离断肛提肌。

尽量将肛提肌范围全部展开,显露耻骨直肠肌,离断后即易于判定前方的直肠尿道肌走行,尤其对男性患者,可以避免损伤尿道。右侧结束后转向左侧,以同样的操作完成剥离(图 9-19)。

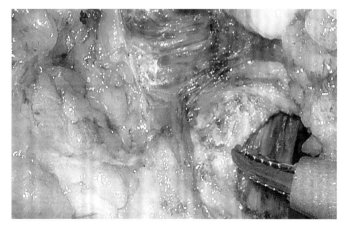

图 9-19 切断耻骨直肠肌(左侧)

沿骶前间隙向上方游离,进行 TME 后方的游离(图 9-20)。

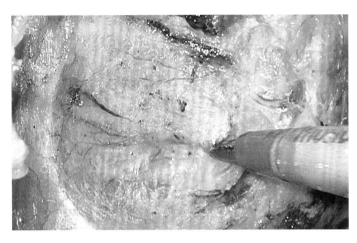

图 9-20 沿骶前间隙游离

3)肛管前壁的游离:沿着会阴浅横肌游离,切断外括约肌,显露直肠尿道肌。直肠尿道肌(男性)是位于直肠和后尿道之间的平滑肌组织,是直肠纵行肌的平滑肌束和骨盆底横纹肌之间交错的肌束,没有明确的独立解剖界限,剥离中易于损伤前后方的结构。直肠尿道肌是避免损伤后尿道及直肠的解剖学界标。此处处理是手术操作的难点之一。处理方式可以直接由会阴浅横肌与外括约肌之间切入直肠前间隙,但风险极高。或者从两侧迂回,离断肛提肌、耻骨直肠肌,沿侧方以前列腺为标记,剥离开部分直肠前间隙,在明确直肠尿道肌的侧方和前后方结构后再行离断操作。然后向上进行直肠前间隙剥离。如直肠癌位于后方,则可以保留 DVF 前叶,如直肠癌位于直肠前壁,应将其一并切除。前列腺两侧的 3 点、9 点位置是 NVB 所在部位,应在其内侧剥离,不要损伤 NVB。直肠中动脉常常经近精囊部位进入直肠,应结扎后离断,避免术后此处出血。

对女性也是同样操作,沿着会阴浅横肌游离,切断外括约肌(图 9-21),游离直肠阴道肌后直接进入直肠阴道间隙,其间存在直肠阴道中隔结构,密切联系阴道后壁和直肠前壁,不损伤阴道后壁通常不会出血。由此向两侧游离(图 9-22),离断直肠阴道韧带、耻骨直肠肌。在宫颈位置离断直肠子宫韧带。

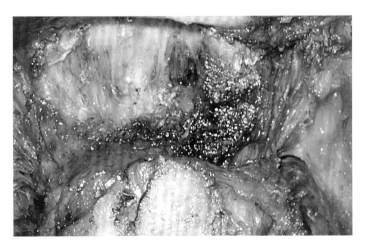

图 9-21 离断会阴横肌显露直肠阴道中隔

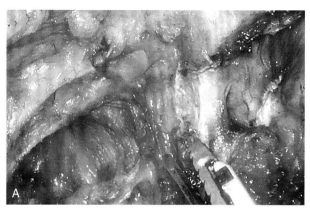
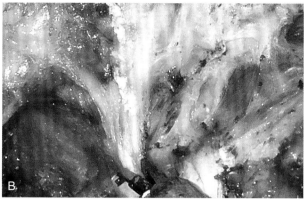

图 9-22 直肠阴道中隔和韧带的处理

A. 游离直肠阴道肌进入直肠阴道间隙；B. 由前壁向两侧游离。

4）逆行 TME：至此，会阴部位的操作难点基本解决，其后是 TME 操作。继续沿骶前间隙向上剥离，在侧方的 5 点、7 点位置，注意避免损伤 S_3、S_4 盆内脏神经发出部位。继续向上切开 Waldeyer 筋膜，进入直肠后间隙。剥离可达骶骨岬。侧方在下腹下丛外侧的侧韧带部位离断，注意避免伤及自主神经。在前列腺上方开放盆底腹膜与腹腔相通（图 9-23、图 9-24）。

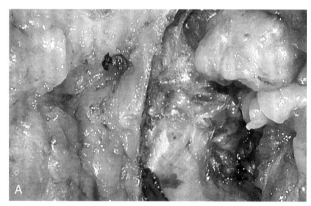
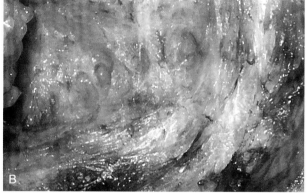

图 9-23 经会阴直肠系膜剥离

A. 游离直肠系膜的侧方后；B. 沿骶前间隙游离直肠系膜。

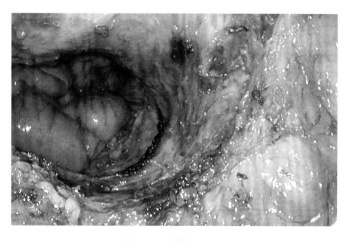

图 9-24 逆行 TME

取出标本,止血,冲洗,放置引流后两层缝合,关闭切口(资源5)。

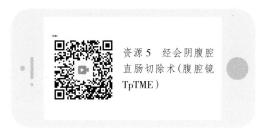

资源5 经会阴腹腔
直肠切除术(腹腔镜
TpTME)

2. 折刀位直视下 TpTME

(1)手术体位:采用腹卧位,臀部呈折刀位,骶尾部为最高点(图9-25)。肛门两侧臀部用宽胶带拉起,固定于床旁。

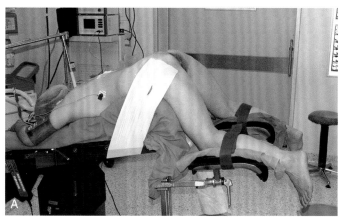
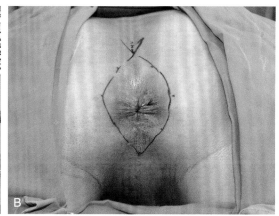

图 9-25 手术体位

A. 折刀体位;B. 确定会阴部切口。

(2)手术操作流程

1)肛门周围皮肤作荷包缝合闭锁肛门。消毒,铺放手术巾单。会阴部切口以肛门为中心,体表位置自尾骨尖至会阴联合中点,两侧在肛缘 3~4cm 处,做菱形切口。骶尾关节、会阴联合中央部、两侧坐骨结节可作为选择切口的体表标志。按照标识线,切开皮肤和皮下组织(图9-26)。

2)坐骨肛门窝处理:沿臀大肌内侧缘切入,臀大肌内侧、中段处能够见到由两侧阴部内动脉分出的、向肛管走向的直肠下动脉的 2~3 个分支,分别将其结扎、切断。其后将肛周的脂肪组织、淋巴组织,沿坐骨肛门窝的外则盆壁向内切断,直至肛提肌及盆壁附着点的肛门侧部分全部展现于术野。

3)尾骨末端的切除:骶尾骨的切除范围视手术需要(肿瘤大小、部位、前列腺状态、骨盆畸形等因素)决定。在骶尾骨上方,将尾骨、骶骨下半部露出,切开骶尾关节部位骨膜及肛尾韧带,由末节尾骨关节部位切入,离断末端 2~3 节尾骨,其下方为骶尾韧带。注意在其前方走行的痔中动脉,若出血则需结扎。切开盆筋膜壁层,在骶尾骨前侧、直肠肛管交接处后侧,切开骶前筋膜(盆筋膜壁层在中线增厚的部分)(图9-27)。再向两侧剪开盆筋膜壁层,进入骶前间隙。扇形打开其前方的骶前筋膜壁层(Waldeyer 筋膜),游离骶前间隙。

4)肛提肌的处理:钝性剥离直肠后间隙,将直肠后深筋膜与肛提肌分离,剥离其间的疏松间隙,沿肛提肌盆壁附着部位将其切断。切断肛提肌,将肛管向前拉紧,用手指深入肛提肌上面,将左侧髂骨尾骨肌向下拉紧,在尽量靠近骨盆侧壁附着处由上向下地用电刀切断。同法切断右侧部分(图9-28)。

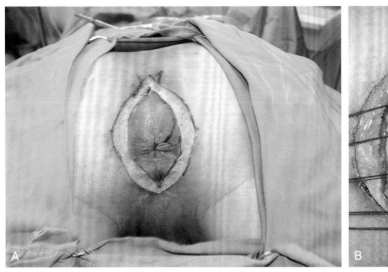

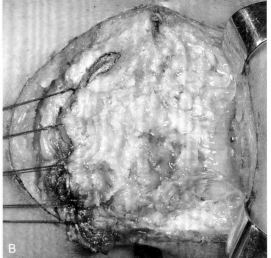

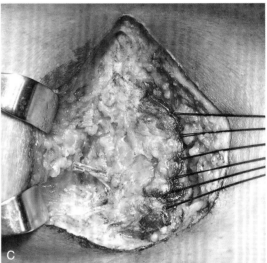

图 9-26　切口及直肠下动脉
A. 缝合肛门后切开皮肤及皮下浅筋膜；B. 显露右侧直肠下动脉；
C. 显露左侧直肠下动脉。

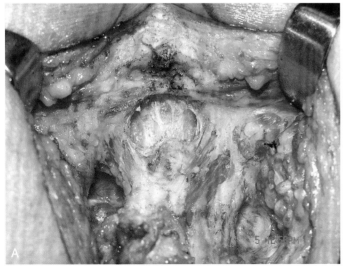

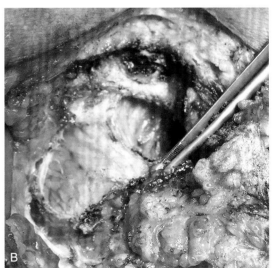

图 9-27　肛提肌离断
A. 离断尾骨于后方离断肛提肌；B. 向两侧离断肛提肌。

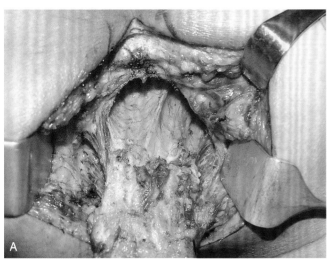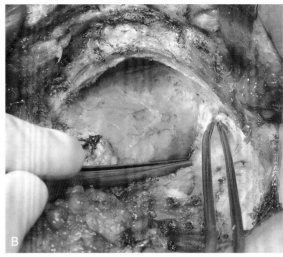

图 9-28　骶前间隙游离

A.钝性剥离将直肠后深筋膜与肛提肌分离;B.靠近骨盆侧壁肛提肌附着处游离骶前间隙。

　　5）侧韧带的处理:离断肛提肌后,侧韧带及其盆内脏神经丛发出的直肠支将出现于术野,分束结扎切断,注意有时直肠中动脉会位于其中(图 9-29)。

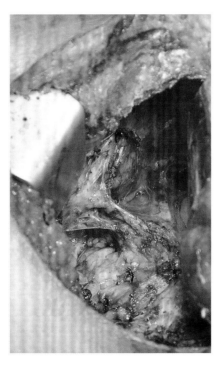

图 9-29　侧韧带离断

　　切断耻骨尾骨肌,将肛管向后拉紧,沿会阴浅横肌后缘和尿道球部后侧逐层切断肛门外括约肌深部向前的交叉纤维,显露会阴深横肌。显露直肠左侧的耻骨尾骨肌。用手指探入左侧耻骨尾骨肌上面,将其拉紧后分次钳夹、切断和结扎(图 9-30)。以同法切断右侧耻骨尾骨肌。

　　因为直肠尿道肌位置的特殊性,手术时易于损伤直肠壁或者后尿道,所以需完成上述直肠尿道肌周围肌群的处理,由前方、侧方明确了直肠尿道肌的位置后,才能进入直肠尿道肌切除程序。直肠尿道肌离

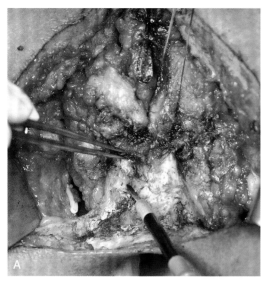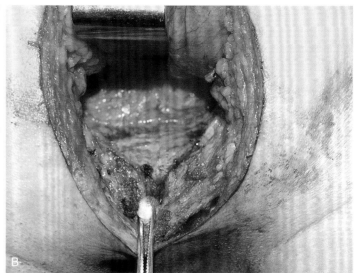

图 9-30 直肠尿道肌、前列腺

A.直肠前壁离断直肠尿道肌;B.离断直肠尿道肌后游离前列腺。

断后向上继续剥离,在男性为前列腺间隙,女性为直肠阴道中隔。剥离两侧时,直视下确认 NVB 的走行,避免损伤。直肠中动脉多数与前列腺动脉在直肠前方两侧、精囊下方分别进入直肠和前列腺,NVB 是易于出血位置,易引发术后骨盆腔内出血。

至此,会阴部的解剖完毕,后续为 TME 操作,由下向上,逆行将直肠深筋膜从骶前间隙、直肠后间隙游离(图 9-31)。

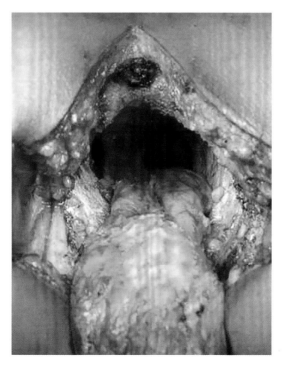

图 9-31 逆行 TME 完成

TpTME 完成即可进入腹腔。然后关闭会阴切口,骶前放置自然引流一枚,在会阴切口右缘另戳孔引出(图 9-32)。关闭会阴部切口,两层缝合(资源 6)。

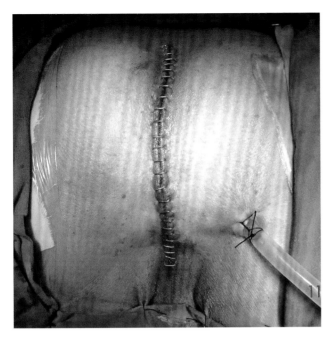

资源6 经会阴腹腔直肠切除术(折刀位直视下 TpTME)

图 9-32 关闭臀部切口

五、关键技术解析及处理技巧

(一) 完整的整块切除

基于筋膜的解剖学结构特征,应实施完整彻底的 TME。直肠是乙状结肠和肛门之间位于小骨盆腔内的 20cm 肠管,其后方的 2/3 由直肠深筋膜包裹的直肠系膜构成。直肠系膜后方、侧方主要由肾筋膜前叶、骶骨直肠韧带、侧方韧带支撑,侧方韧带后方的直肠深筋膜与骶前壁层筋膜相连续,腹膜反折部位的直肠前壁由与脏层筋膜相融合的 DVF 覆盖。这些筋膜是手术重要的剥离层和界标。

(二) 精确处理 DVF

DVF 末端止于前列腺被膜或达直肠尿道肌,其外侧被分成多层筋膜结构,内侧与腹下神经前筋膜连续。

DVF 与直肠癌局部复发有关。直肠前壁的游离时会遇到 DVF 切除的问题。DVF 由前叶、后叶构成,是天然的肿瘤学屏障。作为 TME 的手术剥离切除线,Heald 主张在 DVF 前方游离直肠前壁。Lindsey则持有相反的意见,主张在 DVF 后方游离切除。关于直肠前壁剥离界面的确定,我们的实践及研究显示其与手术方式和肿瘤所在部位相关,从腹腔手术剥离直肠前壁时,在开放腹膜反折部时贴近直肠侧剥离极容易进入 DVF 前方的组织间隙,如果以前列腺、阴道侧为界标则极易进入 DVF 后方层次。经骶尾入路时,直视下的 DVF 后方剥离,安全容易,穿孔发生率低。肿瘤如位于直肠前壁,剥离当在 DVF 后方进行,如肿瘤位于直肠后壁则可以在 DVF 前后间隙间切入、分离。日本坚持 DVF 后方剥离的理论。DVF 与前列腺中下部附着密切,剥离困难,可以前列腺中部切开 DVF,进入其后方,在前列腺中、上和精囊表面剥离是安全的。Kinugasa 利用新鲜遗体进行标本组织学检查,指出在 DVF 前方进行剥离极易损伤神经。Kelly 的研究指出,直肠癌肿瘤与剥离端距离小于 5mm 与大于 5mm,其生存率存在显著差异,会阴入路的直视下手术不仅剥离层深,且是利用人体膜的解剖层次进行分层解剖,膜的屏障外切除作用使其效果更为可靠。

（三）T-junction 与 TME

侧韧带由脏层筋膜、骨盆壁层腹膜和下腹下丛直肠支构成。由骨盆侧壁向直肠方向的纤维结缔组织与直肠脏层筋膜相连，是 TME 的切除线，上述结构在侧韧带的部分被称为 T-junction。游离直肠时，两侧盆壁游离平面的选择与侧方韧带、T-junction 的解剖结构相关，是能否完全进行 TME 的重要环节。在此部位沿着神经纤维方向剥离，可以避免损伤脏层筋膜和骨盆神经，同时做到彻底 TME。如在侧韧带的中间切断，不仅 TME 不完全，还易导致出血，可见 T-junction 是重要的解剖学界标。另外，沿此线能够清除下腹下丛近旁神经丛中存在的神经侵袭（neural invasion，NI），NI 是独立的预后因子，NI 存在时，含骨盆神经在内的侧方廓清是必要的。

（四）保留盆腔自主神经的解剖技术

盆腔自主神经主要有腹下神经、盆内脏神经及两者组成的盆腔神经丛和盆腔神经丛分支。由左右 L2、L3 椎前交感神经干分出的腰内脏神经，起始于 IMA，在腹主动脉分叉前方合流形成上腹下丛，相继于骶骨岬前分成腹下神经。该神经于直肠深筋膜的后侧壁向下方走行，在腹膜反折部位，与直肠侧壁、髂内动脉间的盆内脏神经共同构成盆腔神经丛。盆内脏神经由副交感神经的 $S_2 \sim S_4$ 构成，从骶管裂孔出来走行于壁层膜下方，与腹下神经共同形成盆腔神经丛，这些神经是重要的手术剥离界标。神经浸润的有无是重要的预后因子。如无神经浸润，术中保留神经则为术后良好的生活质量提供了重要保证。

（五）避免输尿管、血管损伤

TpTME 的会阴部操作是逆行性解剖剥离过程，术中常损伤下段输尿管，男性前列腺上方两侧、精囊处也是常见易损伤部位。直肠中动脉浅支或前列腺动脉剥离出血会造成术野模糊，此时使用电能量外科器械凝固止血或组织切开，易造成输尿管损伤，出现术中或术后延迟漏尿。女性多是进入子宫动脉下方而损伤输尿管。因此，直视下解剖剥离可以避免此类并发症出现。

术中出血部位主要与血管分布、走行有关，直肠下动静脉出血多在坐骨肛门窝剥离到肛提肌时损伤出血；直肠中动静脉出血多在前列腺侧方游离时见到，也是术中出血的常见位置。骶前静脉出血多数是剥离层面不确切所致，大出血情况在现今并不多见，因为，腹腔镜手术已经摆脱了盲目用手剥离，这使大面积的骶前静脉撕脱导致大出血较为少见。但误入骨盆壁层筋膜下方或粗暴操作误伤还是屡见不鲜。静脉出血呈双向性、涌血，不同于动脉的单向、中枢端出血。基于此特点合理选择压迫止血、能量设备凝固止血、缝合止血、注射凝胶等措施进行有效控制出血。

直肠前间隙中，应注意 DVF 间隙、DVF 与神经血管束的关系，避免剥离神经血管束和直肠中动脉时出血。另外，避免损伤前列腺及阴道后壁，防止出血及阴道瘘。

（六）后尿道、阴道损伤

会阴部操作的常见损伤中，男性为后尿道、前列腺、精囊。女性为阴道壁。后尿道损伤主要是在处理直肠尿道肌时，手术层面切入过深，出血致视野模糊不清，盲目切开所致，尤其是位于前壁的肿瘤，为了防止 CRM 阳性的扩大切除常常损伤后尿道。术中直视下由两侧向中央会合，在直肠肛管与前列腺间隙剥离可防止损伤后尿道。女性阴道壁损伤常与子宫内膜异位症所致的直肠前壁和阴道后壁之间的界限不清有关，剥离面过深易损及阴道壁。另外，阴道壁与直肠之间存在微小血管，出血会致剥离层不明了。这些都是导致损伤的原因。阴道壁损伤或因肿瘤浸润部分切除时的缝合采用可吸收线，有助于防止阴道狭窄。

六、术后管理与并发症防治

（一）常见并发症

常见并发症主要有：腹腔内感染脓肿、肠梗阻、腹壁切口感染、腹壁切口疝、会阴部切口感染、淋巴漏、排尿障碍等。

（二）术后常规处理

1. 鼻胃管管理和饮食、营养支持、补液、水电解质平衡同前。

2. 预防感染，对症止痛。

3. 术后注意观察造口肠壁颜色，注意有无回缩或坏死等。

4. 观察骶前引流液状况，注意颜色及量，引流如无异常，3 天后可松动引流管，无混浊且无新鲜血时，可早期拔管。

5. 导尿管可于 1 周左右拔除。拔除前，应夹闭导尿管，4 小时开放一次，训练膀胱功能，1~2 天后方可拔管，对于老年、前列腺肥大者，术前、术后常规服药纠正。

6. 术后 2 周检查人工肛门有无狭窄，如有狭窄应每 2 天 1 次进行人工扩肛，以通便为宜。

（三）术后注意事项

局部管理的重点在于预防会阴部切口感染、判定排尿障碍，以及处理和管理人工肛门。

1. 切口感染多见于会阴切口，可通畅引流，定期换药。

2. 术中自主神经损伤可引起尿潴留，应注意术中预防和适应证的把握。

3. 出血：常见创面渗血，注意预防失血性休克。

4. 离床活动以后，小肠可能坠落盆腔，或形成内疝出现肠梗阻。根据患者状况，酌情处理。

（四）人工肛门管理

人工肛门是该手术必备的操作内容，主要是采取乙状结肠单腔造口。正常的肛门手术后改为人工肛门，会带来一系列的问题。术前、术后、出院后，医师需要对患者在精神方面、造口局部管理方面进行全方位及系统性的关怀和帮助。术后 1 周内造口的护理由护理人员进行，出院后造口由患者管理。

术后 1 周造口肠管仍处于炎症反应时期，肠壁水肿，黏膜易于出血，缝合部排泄物易造成污染，所以应使用透明的储袋吻合以便观察。同时，保持清洁和定期进行皮肤消毒护理。造口处拆除缝线后，应教会患者自然排便后的处理方法和周围皮肤护理。

参 考 文 献

［1］上野秀樹,望月英隆,長谷和生,ほか.直腸癌における神経侵襲の予後規定因子としての意義に関する検討［J］.日消外会誌,1994,27（9）:2126-2134.

［2］CZERNY V. Jahresbericht der Heidelberger Chirurgischen kilnik fur das Jahr［J］. UB Heidelberg,1900,1901:7401-7404.

［3］MILES W E. A methed of performing abdomino-perineal excision for carcinoma of the rectum and of the terminal portion of the pelvic colon（1908）［J］.CA Cancer J Clin,1971,21（6）:361-364.

［4］BEBENEK M. Abdominosacral Amputation of the Rectum for Low Rectal cancers:Ten Years of Experience［J］. Ann Surg Oncol,2009,16（8）:2211-2217.

［5］山本薫一.仙骨腹腔合併術式.腸手術のすべて［M］.東京:金原出版,1978:1009-1023.

［6］石上俊一,北口和彦,崎久保守人.直腸切断術における術中体位変換の有用性の検討.—Miles 手術と仙骨腹式手術の比較—［J］.日消外会誌,2008,41（5）:475-480.

［7］叶颖江,申占龙,曹键,等.肛提肌外腹会阴联合切除术在低位直肠癌治疗中的初步应用［J］.中国实用外科杂志,2012,32（6）:456-458.

［8］HOLM T,LJUNG A,HAGGMANK T,et al. Extended abdominoperineal resection with gluteus maximums flap reconstruction of the pelvic floor for rectal cancer［J］. Br J Surg. 2007,94（2）:232-238.

［9］石原聡一郎,赤羽根拓弥,島田竜.大腸癌［J］.外科治療,2011,104（2）:127-133.

［10］HEALD R J,MORAN B J,BROWN G,et al. Optimal total mesolectal excision for rectal cancer is by dissection in front of Denonvilliers' fascia［J］. Br J Surg,2004,91（1）:121-123.

［11］TAYYAB M M,MOMSON J R,.S. SHARMA A,et al.Evaluation of the impact of implementing the prone jackknife position for the perineal phase of abdominoperineal excision of the rectum［J］. Dis Colon Rectum,2012,55（3）:316-321.

［12］胡祥,沈忠义,张世绵,等.经骶尾、腹腔直肠癌切除手术治疗低位直肠癌［J］.医师进修杂志,2001,24（1）:50.

［13］刘革,胡祥,沈忠义.折刀体位经腹会阴手术治疗低位直肠癌94例［J］.肿瘤学杂志,2006,12（3）:184-186.

［14］刘革,胡祥.经骶尾、腹腔联合切除治疗直肠癌切除术后局部复发［J］.中华普外科手术学杂志（电子版）,2009,3（3）:635-639.

［15］LINDSEY I,WARREN B F,MORTENSEN N J. Denonvilliers' fascia lies anterior to the fascia propria and rectal dissection plane in tatal mesorectal excision［J］. Dis Colon Rectum,2005,48:37-42.

［16］KINUGASA Y,YAJIMA T,SUGIHARA K,et al. Operating behind Denonvilliers' fascia for reliable preservation of unogenital autonomic nerves in total mesorectal excision:a histologic study using cadaveric specimens including a surgical experiment using fresh cadaveric models［J］. Dis Colon Rectum,2006,49（7）:1024-1032.

［17］KELLY S B,RATCLIFFE A A,BOROWSKI D W,et al. Effect of the cireumferential resection margin on survival following rectal cancer surgery［J］. Br J Surg,2011,98（4）:573-581.

缩写	中文全称	英文全称
ASA	美国麻醉医师协会	American Society of Anesthesiologists
AJCC	美国癌症联合会	American Joint Committee on Cancer
APR	腹会阴直肠切除术	abdomino-perineal resection
ASCO	美国临床肿瘤学会	American Society of Clinical Oncology
BSI	简明症状量表	brief symptom inventory
CAA	经肛门结肠肛管吻合	colo-anal anastomosis
CGA	老年综合评估	comprehensive geriatric assessment
CRM	环周切缘	circumferential resection margin
CIC	间歇性清洁导尿	clean intermittent catheterization
DVF	迪氏筋膜	Denonvilliers' fascia
DM	远端切缘	distal margin
DL	齿状线	dentate line
DST	双吻合器技术	double stapling technique
DWI	弥散加权成像	diffusion weighted imaging
EEA	端端吻合	end-to-end anastomosis
ESR	外括约肌切除术	external sphincter resection
ERAS	加速康复外科	enhanced recovery after surgery
ELAPE	经肛提肌外腹会阴联合切除术	extralevator abdominoperineal excision
FISI	大便失禁严重指数	fecal incontinence severity index
FSFI	女性性功能指数	female sexual function index

续表

缩写	中文全称	英文全称
IES-R	事件冲击量表	impact of event scale-revised
IIEF	国际勃起功能评分	international index of erectile function
IMA	肠系膜下动脉	inferior mesenteric artery
IRA	直肠下动脉	inferior rectal artery
ISR	内括约肌切除术	intersphincteric resection
ISG	括约肌间沟	intersphincter sulcus
RCT	放化疗	radiochemotherapy